U0251416

全国科学技术名词审定委员会
公 布

器官移植学名词
CHINESE TERMS IN ORGAN TRANSPLANTATION

2020

医学名词审定委员会
器官移植学名词审定分委员会

国家自然科学基金资助项目

科学出版社
北 京

内 容 简 介

本书是全国科学技术名词审定委员会审定公布的器官移植学名词,内容包括:总论、器官移植免疫学、供者与供器官的类型、供器官的获取与保存、器官移植围手术期与术后管理、免疫抑制治疗、器官移植影像学、器官移植麻醉学、器官移植病理学、肝移植、肾移植、胰腺移植、小肠移植、心脏移植、肺移植、器官联合移植等 16 个部分,共 953 条。本书对每条词均给出了定义或注释,这些名词是科研、教学、生产、经营及新闻出版等部门应遵照使用的器官移植学规范名词。

图书在版编目(CIP)数据

器官移植学名词 / 医学名词审定委员会,器官移植学名词审定分委员会审定. —北京:科学出版社,2020.9
ISBN 978-7-03-066088-6

Ⅰ. ①器… Ⅱ. ①医… ②器… Ⅲ. ①器官移植–名词术语 Ⅳ. ①R617-61

中国版本图书馆 CIP 数据核字(2020)第 172306 号

责任编辑:王 海 沈红芬 许红霞 张玉森 / 责任校对:郑金红
责任印制:李 彤 / 封面设计:时代世启

科 学 出 版 社 出版
北京东黄城根北街 16 号
邮政编码:100717
http://www.sciencep.com

北京建宏印刷有限公司 印刷
科学出版社发行 各地新华书店经销

*

2020 年 9 月第 一 版 开本:787×1092 1/16
2020 年 9 月第一次印刷 印张:8 3/4
字数:200 000
定价:78.00 元
(如有印装质量问题,我社负责调换)

全国科学技术名词审定委员会
第七届委员会委员名单

特邀顾问：路甬祥　许嘉璐　韩启德

主　　任：白春礼

副 主 任：梁言顺　黄　卫　田学军　蔡　昉　邓秀新　何　雷　何鸣鸿
　　　　　裴亚军

常　　委（以姓名笔画为序）：

田立新	曲爱国	刘会洲	孙苏川	沈家煊	宋　军	张　军
张伯礼	林　鹏	周文能	饶克勤	袁亚湘	高　松	康　乐
韩　毅	雷筱云					

委　　员（以姓名笔画为序）：

卜宪群	王　军	王子豪	王同军	王建军	王建朗	王家臣
王清印	王德华	尹虎彬	邓初夏	石　楠	叶玉如	田　淼
田胜立	白殿一	包为民	冯大斌	冯惠玲	毕健康	朱　星
朱士恩	朱立新	朱建平	任　海	任南琪	刘　青	刘正江
刘连安	刘国权	刘晓明	许毅达	那伊力江·吐尔干		孙宝国
孙瑞哲	李一军	李小娟	李志江	李伯良	李学军	李承森
李晓东	杨　鲁	杨　群	杨汉春	杨安钢	杨焕明	汪正平
汪雄海	宋　彤	宋晓霞	张人禾	张玉森	张守攻	张社卿
张建新	张绍祥	张洪华	张继贤	陆雅海	陈　杰	陈光金
陈众议	陈言放	陈映秋	陈星灿	陈超志	陈新滋	尚智丛
易　静	罗　玲	周　畅	周少来	周洪波	郑宝森	郑筱筠
封志明	赵永恒	胡秀莲	胡家勇	南志标	柳卫平	闻映红
姜志宏	洪定一	莫纪宏	贾承造	原遵东	徐立之	高　怀
高　福	高培勇	唐志敏	唐绪军	益西桑布	黄清华	黄璐琦
萨楚日勒图		龚旗煌	阎志坚	梁曦东	董　鸣	蒋　颖
韩振海	程晓陶	程恩富	傅伯杰	曾明荣	谢地坤	赫荣乔
蔡　怡	谭华荣					

第四届医学名词审定委员会委员名单

主　　任：陈　竺

副 主 任：饶克勤　刘德培　贺福初　郑树森　王　宇　罗　玲

委　　员(以姓名笔画为序)：

于　欣　王　辰　王永明　王汝宽　李兆申　杨伟炎

沈　悌　张玉森　陈　杰　屈婉莹　胡仪吉　徐建国

曾正陪　照日格图　魏丽惠

秘 书 长：张玉森(兼)

器官移植学名词审定分委员会委员名单

主　　任：郑树森

副 主 任：王学浩　胡盛寿　董家鸿　石炳毅　薛武军

委　　员（以姓名笔画为序）：

門同义　田　野　卢实春　朱志军　朱继业　李　波　李玉民

李香铁　何晓顺　张　峰　张水军　陈忠华　陈知水　陈静瑜

徐　骁　黄赤兵　彭志海　董念国　景鸿恩　傅志仁　傅耀文

谭建明　霍　枫

器官移植学名词编写委员会委员名单

主　　编：徐　骁

副 主 编（以姓名笔画为序）：杨　扬　杨家印　寿张飞　郑　哲

编　　委（以姓名笔画为序）：

成　柯　吕　毅　刘　龙　刘　军　江春平　孙玉岭　孙丽莹

孙诚谊　巫林伟　李　立　李　宁　李　汛　李幼生　时　军

吴　健　吴忠均　吴建永　张　微　林　俊　明英姿　金海龙

周　琳　周鸿敏　胡　坚　钟　林　俞　军　倪一鸣　高良辉

蒋智军　程　颖

白春礼序

科技名词伴随科技发展而生，是概念的名称，承载着知识和信息。如果说语言是记录文明的符号，那么科技名词就是记录科技概念的符号，是科技知识得以传承的载体。我国古代科技成果的传承，即得益于此。《山海经》记录了山、川、陵、台及几十种矿物名；《尔雅》19 篇中，有 16 篇解释名物词，可谓是我国最早的术语词典；《梦溪笔谈》第一次给"石油"命名并一直沿用至今；《农政全书》创造了大量农业、土壤及水利工程名词；《本草纲目》使用了数百种植物和矿物岩石名称。延传至今的古代科技术语，体现着圣哲们对科技概念定名的深入思考，在文化传承、科技交流的历史长河中做出了不可磨灭的贡献。

科技名词规范工作是一项基础性工作。我们知道，一个学科的概念体系是由若干个科技名词搭建起来的，所有学科概念体系整合起来，就构成了人类完整的科学知识架构。如果说概念体系构成了一个学科的"大厦"，那么科技名词就是其中的"砖瓦"。科技名词审定和公布，就是为了生产出标准、优质的"砖瓦"。

科技名词规范工作是一项需要重视的基础性工作。科技名词的审定就是依照一定的程序、原则、方法对科技名词进行规范化、标准化，在厘清概念的基础上恰当定名。其中，对概念的把握和厘清至关重要，因为如果概念不清晰、名称不规范，势必会影响科学研究工作的顺利开展，甚至会影响对事物的认知和决策。举个例子，我们在讨论科技成果转化问题时，经常会有"科技与经济'两张皮'""科技对经济发展贡献太少"等说法，尽管在通常的语境中，把科学和技术连在一起表述，但严格说起来，会导致在认知上没有厘清科学与技术之间的差异，而简单把技术研发和生产实际之间脱节的问题理解为科学研究与生产实际之间的脱节。一般认为，科学主要揭示自然的本质和内在规律，回答"是什么"和"为什么"的问题，技术以改造自然为目的，回答"做什么"和"怎么做"的问题。科学主要表现为知识形态，是创造知识的研究，技术则具有物化形态，是综合利用知识于需求的研究。科学、技术是不同类型的创新活动，有着不同的发展规律，体现不同的价值，需要形成对不同性质的研发活动进行分类支持、分类评价的科学管理体系。从这个角度来看，科技名词规范工作是一项必不可少的基础性工作。我非常同意老一辈专家叶笃正的观点，他认为："科技名词规范化工作的作用比我们想象的还要大，是一项事关我国科技事业发展的基础设施建设工作！"

科技名词规范工作是一项需要长期坚持的基础性工作。我国科技名词规范工作已经有 110 年的历史。1909 年清政府成立科学名词编订馆，1932 年南京国民政府成立国立编译馆，是为了学习、引进、吸收西方科学技术，对译名和学术名词进行规范统一。中华人民共和国成立后，随即成立了"学术名词统一工作委员会"。1985 年，为了更好地促进我国科学技术的发展，推动我国从科技弱国向科技大国迈进，国家成立了"全国自然科学名词审定委员会"，主要对自然科学领域的名词进行规范统一。1996 年，国家批准将"全国自然科学名词审定委员会"改为"全国科学技术名词审定委员会"，是为了响应科教兴国战略，促进我国由科技大国向科技强国迈进，而将工作范围由自然科学技术领域扩展到工程技术、人文社会科学等领域。科学技术发展到今天，信息技术和互联网技术在不断突进，前沿科技在不断取得突破，新的科学领域在不断产生，新概念、新名词在不断涌现，科技名词规范工作仍然任重道远。

110 年的科技名词规范工作，在推动我国科技发展的同时，也在促进我国科学文化的传承。科技名词承载着科学和文化，一个学科的名词，能够勾勒出学科的面貌、历史、现状和发展趋势。我们不断地对学科名词进行审定、公布、入库，形成规模并提供使用，从这个角度来看，这项工作又有几分盛世修典的意味，可谓"功在当代，利在千秋"。

在党和国家重视下，我们依靠数千位专家学者，已经审定公布了 65 个学科领域的近 50 万条科技名词，基本建成了科技名词体系，推动了科技名词规范化事业协调可持续发展。同时，在全国科学技术名词审定委员会的组织和推动下，海峡两岸科技名词的交流对照统一工作也取得了显著成果。两岸专家已在 30 多个学科领域开展了名词交流对照活动，出版了 20 多种两岸科学名词对照本和多部工具书，为两岸和平发展做出了贡献。

作为全国科学技术名词审定委员会现任主任委员，我要感谢历届委员会所付出的努力。同时，我也深感责任重大。

十九大的胜利召开具有划时代意义，标志着我们进入了新时代。新时代，创新成为引领发展的第一动力。习近平总书记在十九大报告中，从战略高度强调了创新，指出创新是建设现代化经济体系的战略支撑，创新处于国家发展全局的核心位置。在深入实施创新驱动发展战略中，科技名词规范工作是其基本组成部分，因为科技的交流与传播、知识的协同与管理、信息的传输与共享，都需要一个基于科学的、规范统一的科技名词体系和科技名词服务平台作为支撑。

我们要把握好新时代的战略定位，适应新时代新形势的要求，加强与科技的协同发展。一方面，要继续发扬科学民主、严谨求实的精神，保证审定公布成果的权威性和规范性。科技名词审定是一项既具规范性又有研究性，既具协调性又有长期性的综合性工作。在长期的科技名词审定工作实践中，全国科学技术名词审定委员会积累了丰富的经验，形成了一套完整的组织和审定流程。这一流程，有利于确立公布名词的权威性，有利于保证公布名词的规范性。但是，我们仍然要创新审定机制，高质高效地完成科技名词审定公布任务。另一方面，在做好科技名词审定公布工作的同时，我们要瞄准世界科技前沿，服务于前瞻性基础研究。习总书记在报告中特别提到"中国天眼"、"悟空号"暗物质粒子探测卫星、"墨子号"量子科学实验卫星、天宫二号和"蛟龙号"载人潜水器等重大科技成果，这些都是随着我国科技发展诞生的新概念、新名词，是科技名词规范工作需要关注的热点。围绕新时代中国特色社会主义发展的重大课题，服务于前瞻性基础研究、新的科学领域、新的科学理论体系，应该是新时代科技名词规范工作所关注的重点。

未来，我们要大力提升服务能力，为科技创新提供坚强有力的基础保障。全国科学技术名词审定委员会第七届委员会成立以来，在创新科学传播模式、推动成果转化应用等方面作了很多努力。例如，及时为 113 号、115 号、117 号、118 号元素确定中文名称，联合中国科学院、国家语言文字工作委员会召开四个新元素中文名称发布会，与媒体合作开展推广普及，引起社会关注。利用大数据统计、机器学习、自然语言处理等技术，开发面向全球华语圈的术语知识服务平台和基于用户实际需求的应用软件，受到使用者的好评。今后，全国科学技术名词审定委员会还要进一步加强战略前瞻，积极应对信息技术与经济社会交汇融合的趋势，探索知识服务、成果转化的新模式、新手段，从支撑创新发展战略的高度，提升服务能力，切实发挥科技名词规范工作的价值和作用。

使命呼唤担当，使命引领未来，新时代赋予我们新使命。全国科学技术名词审定委员会只有准确把握科技名词规范工作的战略定位，创新思路，扎实推进，才能在新时代有所作为。

是为序。

白春礼

2018 年春

路 甬 祥 序

我国是一个人口众多、历史悠久的文明古国，自古以来就十分重视语言文字的统一，主张"书同文、车同轨"，把语言文字的统一作为民族团结、国家统一和强盛的重要基础和象征。我国古代科学技术十分发达，以四大发明为代表的古代文明，曾使我国居于世界之巅，成为世界科技发展史上的光辉篇章。而伴随科学技术产生、传播的科技名词，从古代起就已成为中华文化的重要组成部分，在促进国家科技进步、社会发展和维护国家统一方面发挥着重要作用。

我国的科技名词规范统一活动有着十分悠久的历史。古代科学著作记载的大量科技名词术语，标志着我国古代科技之发达及科技名词之活跃与丰富。然而，建立正式的名词审定组织机构则是在清朝末年。1909 年，我国成立了科学名词编订馆，专门从事科学名词的审定、规范工作。到了新中国成立之后，由于国家的高度重视，这项工作得以更加系统地、大规模地开展。1950 年政务院设立的学术名词统一工作委员会，以及 1985 年国务院批准成立的全国自然科学名词审定委员会(现更名为全国科学技术名词审定委员会，简称全国科技名词委)，都是政府授权代表国家审定和公布规范科技名词的权威性机构和专业队伍。他们肩负着国家和民族赋予的光荣使命，秉承着振兴中华的神圣职责，为科技名词规范统一事业默默耕耘，为我国科学技术的发展做出了基础性的贡献。

规范和统一科技名词，不仅在消除社会上的名词混乱现象，保障民族语言的纯洁与健康发展等方面极为重要，而且在保障和促进科技进步，支撑学科发展方面也具有重要意义。一个学科的名词术语的准确定名及推广，对这个学科的建立与发展极为重要。任何一门科学(或学科)，都必须有自己的一套系统完善的名词来支撑，否则这门学科就立不起来，就不能成为独立的学科。郭沫若先生曾将科技名词的规范与统一称为"乃是一个独立自主国家在学术工作上所必须具备的条件，也是实现学术中国化的最起码的条件"，精辟地指出了这项基础性、支撑性工作的本质。

在长期的社会实践中，人们认识到科技名词的规范和统一工作对于一个国家的科技发展和文化传承非常重要，是实现科技现代化的一项支撑性的系统工程。没有这样一个系统的规范化的支撑条件，不仅现代科技的协调发展将遇到极大困难，而且在科技日益渗透人们生活各方面、各环节的今天，还将给教育、传播、交流、经贸等多方面带来困难和损害。

全国科技名词委自成立以来，已走过近20年的历程，前两任主任钱三强院士和卢嘉锡院士为我国的科技名词统一事业倾注了大量的心血和精力，在他们的正确领导和广大专家的共同努力下，取得了卓著的成就。2002年，我接任此工作，时逢国家科技、经济飞速发展之际，因而倍感责任的重大；及至今日，全国科技名词委已组建了60个学科名词审定分委员会，公布了50多个学科的63种科技名词，在自然科学、工程技术与社会科学方面均取得了协调发展，科技名词蔚成体系。而且，海峡两岸科技名词对照统一工作也取得了可喜的成绩。对此，我实感欣慰。这些成就无不凝聚着专家学者们的心血与汗水，无不闪烁着专家学者们的集体智慧。历史将会永远铭刻着广大专家学者孜孜以求、精益求精的艰辛劳作和为祖国科技发展做出的奠基性贡献。宋健院士曾在1990年全国科技名词委的大会上说过："历史将表明，这个委员会的工作将对中华民族的进步起到奠基性的推动作用。"这个预见性的评价是毫不为过的。

科技名词的规范和统一工作不仅仅是科技发展的基础，也是现代社会信息交流、教育和科学普及的基础，因此，它是一项具有广泛社会意义的建设工作。当今，我国的科学技术已取得突飞猛进的发展，许多学科领域已接近或达到国际前沿水平。与此同时，自然科学、工程技术与社会科学之间交叉融合的趋势越来越显著，科学技术迅速普及到了社会各个层面，科学技术同社会进步、经济发展已紧密地融为一体，并带动着各项事业的发展。所以，不仅科学技术发展本身产生的许多新概念、新名词需要规范和统一，而且由于科学技术的社会化，社会各领域也需要科技名词有一个更好的规范。另外，随着香港、澳门的回归，海峡两岸科技、文化、经贸交流不断扩大，祖国实现完全统一更加迫近，两岸科技名词对照统一任务也十分迫切。因而，我们的名词工作不仅对科技发展具有重要的价值和意义，而且在经济发展、社会进步、政治稳定、民族团结、国家统一和繁荣等方面都具有不可替代的特殊价值和意义。

最近，中央提出树立和落实科学发展观，这对科技名词工作提出了更高的要求。我们要按照科学发展观的要求，求真务实，开拓创新。科学发展观的本质与核心是以人为本，我们要建设一支优秀的名词工作队伍，既要保持和发扬老一辈科技名词工作者的优良传统，坚持真理、实事求是、甘于寂寞、淡泊名利，又要根据新形势的要求，面向未来、协调发展、与时俱进、锐意创新。此外，我们要充分利用网络等现代科技手段，使规范科技名词得到更好的传播和应用，为迅速提高全民文化素质做出更大贡献。科学发展观的基本要求是坚持以人为本，全面、协调、可持续发展，因此，科技名词工作既要紧密围绕当前国民经济建设形势，着重开展好科技领域的学科名词审定工作，同时又要在强调经济社会以及人与自然协调发展的思想指导下，开展好社会科学、文化教育和资源、生态、环境领域的科学名词审定工作，促进各个学科领域的相互融合和共同繁荣。科学发展观非常注重可持续发展的理念，因此，我们在不断丰富和发展已建立的科技名词体系的同时，还要进一步研究具有中国特色的术语学理论，以创建中国的术语学派。研究和建立中国特色的术语学理论，也是一种知识创新，是实现科技名词工作可持续发展的必由之路，我们应当为此付出更大的努力。

当前国际社会已处于以知识经济为走向的全球经济时代，科学技术发展的步伐将会越来越快。我国已加入世贸组织，我国的经济也正在迅速融入世界经济主流，因而国内外科技、文化、经贸的交流将越来越广泛和深入。可以预言，21 世纪中国的经济和中国的语言文字都将对国际社会产生空前的影响。因此，在今后 10 到 20 年之间，科技名词工作就变得更具现实意义，也更加迫切。"路漫漫其修远兮，吾将上下而求索"，我们应当在今后的工作中，进一步解放思想，务实创新、不断前进。不仅要及时地总结这些年来取得的工作经验，更要从本质上认识这项工作的内在规律，不断地开创科技名词统一工作新局面，做出我们这代人应当做出的历史性贡献。

2004 年深秋

卢嘉锡序

科技名词伴随科学技术而生，犹如人之诞生其名也随之产生一样。科技名词反映着科学研究的成果，带有时代的信息，铭刻着文化观念，是人类科学知识在语言中的结晶。作为科技交流和知识传播的载体，科技名词在科技发展和社会进步中起着重要作用。

在长期的社会实践中，人们认识到科技名词的统一和规范化是一个国家和民族发展科学技术的重要的基础性工作，是实现科技现代化的一项支撑性的系统工程。没有这样一个系统的规范化的支撑条件，科学技术的协调发展将遇到极大的困难。试想，假如在天文学领域没有关于各类天体的统一命名，那么，人们在浩瀚的宇宙当中，看到的只能是无序的混乱，很难找到科学的规律。如是，天文学就很难发展。其他学科也是这样。

古往今来，名词工作一直受到人们的重视。严济慈先生60多年前说过，"凡百工作，首重定名；每举其名，即知其事"。这句话反映了我国学术界长期以来对名词统一工作的认识和做法。古代的孔子曾说"名不正则言不顺"，指出了名实相副的必要性。荀子也曾说"名有固善，径易而不拂，谓之善名"，意为名有完善之名，平易好懂而不被人误解之名，可以说是好名。他的"正名篇"即是专门论述名词术语命名问题的。近代的严复则有"一名之立，旬月踟蹰"之说。可见在这些有学问的人眼里，"定名"不是一件随便的事情。任何一门科学都包含很多事实、思想和专业名词，科学思想是由科学事实和专业名词构成的。如果表达科学思想的专业名词不正确，那么科学事实也就难以令人相信了。

科技名词的统一和规范化标志着一个国家科技发展的水平。我国历来重视名词的统一与规范工作。从清朝末年的科学名词编订馆，到1932年成立的国立编译馆，以及新中国成立之初的学术名词统一工作委员会，直至1985年成立的全国自然科学名词审定委员会（现已改名为全国科学技术名词审定委员会，简称全国名词委），其使命和职责都是相同的，都是审定和公布规范名词的权威性机构。现在，参与全国名词委领导工作的单位有中国科学院、科学技术部、教育部、中国科学技术协会、国家自然科学基金委员会、新闻出版署、国家质量技术监督局、国家广播电影电视总局、国家知识产权局和国家语言文字工作委员会，这些部委各自选派了有关领导干部担任全国名词委的领导，有力地推动科技名词的统一和推广应用工作。

全国名词委成立以后，我国的科技名词统一工作进入了一个新的阶段。在第一任主任委员钱三强同志的组织带领下，经过广大专家的艰苦努力，名词规范和统一工作取得了显著的成绩。1992年三强同志不幸谢世。我接任后，继续推动和开展这项工作。在国家和有关部门的支持及广大专家学者的努力下，全国名词委15年来按学科共组建了50多个学科的名词审定分委员会，有1800多位专家、学者参加名词审定工作，还有更多的专家、学者参加书面审查和座谈讨论等，形成的科技名词工作队伍规模之大、水平层次之高前所未有。15年间共审定公布了包括理、工、农、医及交叉学科等各学科领域的名词共计50多种。而且，对名词加注定义的工作经试点后业已逐渐展开。另外，遵照术语学理论，根据汉语汉字特点，结合科技名词审定工作实践，全国名词委制定并逐步完善了一套名词审定工作的原则与方法。可以说，在20世纪的最后15年中，我国基本上建立起了比较完整的科技名词体系，为我国科技名词的规范和统一奠定了良好的基础，对我国科研、教学和学术交流起到了很好的作用。

在科技名词审定工作中，全国名词委密切结合科技发展和国民经济建设的需要，及时调整工作方针和任务，拓展新的学科领域开展名词审定工作，以更好地为社会服务、为国民经济建设服务。近些年来，又对科技新词的定名和海峡两岸科技名词对照统一工作给予了特别的重视。科技新词的审定和发布试用工作已取得了初步成效，显示了名词统一工作的活力，跟上了科技发展的步伐，起到了引导社会的作用。两岸科技名词对照统一工作是一项有利于祖国统一大业的基础性工作。全国名词委作为我国专门从事科技名词统一的机构，始终把此项工作视为自己责无旁贷的历史性任务。通过这些年的积极努力，我们已经取得了可喜的成绩。做好这项工作，必将对弘扬民族文化，促进两岸科教、文化、经贸的交流与发展做出历史性的贡献。

科技名词浩如烟海，门类繁多，规范和统一科技名词是一项相当繁重而复杂的长期工作。在科技名词审定工作中既要注意同国际上的名词命名原则与方法相衔接，又要依据和发挥博大精深的汉语文化，按照科技的概念和内涵，创造和规范出符合科技规律和汉语文字结构特点的科技名词。因而，这又是一项艰苦细致的工作。广大专家学者字斟句酌，精益求精，以高度的社会责任感和敬业精神投身于这项事业。可以说，全国名词委公布的名词是广大专家学者心血的结晶。这里，我代表全国名词委，向所有参与这项工作的专家学者们致以崇高的敬意和衷心的感谢！

审定和统一科技名词是为了推广应用。要使全国名词委众多专家多年的劳动成果——规范名词，成为社会各界及每位公民自觉遵守的规范，需要全社会的理解和支持。国务院和 4 个有关部委［国家科委(今科学技术部)、中国科学院、国家教委(今教育部)和新闻出版署］已分别于 1987 年和 1990 年行文全国，要求全国各科研、教学、生产、经营以及新闻出版等单位遵照使用全国名词委审定公布的名词。希望社会各界自觉认真地执行，共同做好这项对于科技发展、社会进步和国家统一极为重要的基础工作，为振兴中华而努力。

值此全国名词委成立 15 周年、科技名词书改装之际，写了以上这些话。是为序。

卢嘉锡

2000 年夏

钱 三 强 序

科技名词术语是科学概念的语言符号。人类在推动科学技术向前发展的历史长河中，同时产生和发展了各种科技名词术语，作为思想和认识交流的工具，进而推动科学技术的发展。

我国是一个历史悠久的文明古国，在科技史上谱写过光辉篇章。中国科技名词术语，以汉语为主导，经过了几千年的演化和发展，在语言形式和结构上体现了我国语言文字的特点和规律，简明扼要，蓄意深切。我国古代的科学著作，如已被译为英、德、法、俄、日等文字的《本草纲目》、《天工开物》等，包含大量科技名词术语。从元、明以后，开始翻译西方科技著作，创译了大批科技名词术语，为传播科学知识，发展我国的科学技术起到了积极作用。

统一科技名词术语是一个国家发展科学技术所必须具备的基础条件之一。世界经济发达国家都十分关心和重视科技名词术语的统一。我国早在 1909 年就成立了科学名词编订馆，后又于1919 年中国科学社成立了科学名词审定委员会，1928 年大学院成立了译名统一委员会。1932 年成立了国立编译馆，在当时教育部主持下先后拟订和审查了各学科的名词草案。

新中国成立后，国家决定在政务院文化教育委员会下，设立学术名词统一工作委员会，郭沫若任主任委员。委员会分设自然科学、社会科学、医药卫生、艺术科学和时事名词五大组，聘任了各专业著名科学家、专家，审定和出版了一批科学名词，为新中国成立后的科学技术的交流和发展起到了重要作用。后来，由于历史的原因，这一重要工作陷于停顿。

当今，世界科学技术迅速发展，新学科、新概念、新理论、新方法不断涌现，相应地出现了大批新的科技名词术语。统一科技名词术语，对科学知识的传播，新学科的开拓，新理论的建立，国内外科技交流，学科和行业之间的沟通，科技成果的推广、应用和生产技术的发展，科技图书文献的编纂、出版和检索，科技情报的传递等方面，都是不可缺少的。特别是计算机技术的推广使用，对统一科技名词术语提出了更紧迫的要求。

为适应这种新形势的需要，经国务院批准，1985 年 4 月正式成立了全国自然科学名词审定委员会。委员会的任务是确定工作方针，拟定科技名词术语审定工作计划、实施方案和步骤，组织审定自然科学各学科名词术语，并予以公布。根据国务院授权，委员会审定公布的名词术语，科研、教学、生产、经营以及新闻出版等各部门，均应遵照使用。

全国自然科学名词审定委员会由中国科学院、国家科学技术委员会、国家教育委员会、中国科学技术协会、国家技术监督局、国家新闻出版署、国家自然科学基金委员会分别委派了正、副主任担任领导工作。在中国科协各专业学会密切配合下，逐步建立各专业审定分委员会，并已建立起一支由各学科著名专家、学者组成的近千人的审定队伍，负责审定本学科的名词术语。我国的名词审定工作进入了一个新的阶段。

这次名词术语审定工作是对科学概念进行汉语订名，同时附以相应的英文名称，既有我国语言特色，又方便国内外科技交流。通过实践，初步摸索了具有我国特色的科技名词术语审定的原则与方法，以及名词术语的学科分类、相关概念等问题，并开始探讨当代术语学的理论和方法，以期逐步建立起符合我国语言规律的自然科学名词术语体系。

统一我国的科技名词术语，是一项繁重的任务，它既是一项专业性很强的学术性工作，又涉及到亿万人使用习惯的问题。审定工作中我们要认真处理好科学性、系统性和通俗性之间的关系；主科与副科间的关系；学科间交叉名词术语的协调一致；专家集中审定与广泛听取意见等问题。

汉语是世界五分之一人口使用的语言，也是联合国的工作语言之一。除我国外，世界上还有一些国家和地区使用汉语，或使用与汉语关系密切的语言。做好我国的科技名词术语统一工作，为今后对外科技交流创造了更好的条件，使我炎黄子孙，在世界科技进步中发挥更大的作用，做出重要的贡献。

统一我国科技名词术语需要较长的时间和过程，随着科学技术的不断发展，科技名词术语的审定工作，需要不断地发展、补充和完善。我们将本着实事求是的原则，严谨的科学态度做好审定工作，成熟一批公布一批，提供各界使用。我们特别希望得到科技界、教育界、经济界、文化界、新闻出版界等各方面同志的关心、支持和帮助，共同为早日实现我国科技名词术语的统一和规范化而努力。

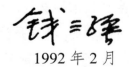

1992 年 2 月

前　言

随着对各类终末期疾病诊治技术及手段的不断进步与发展，器官移植越来越成为解决终末期疾病的首选治疗方法。肝移植、肾移植、心脏移植、肺移植等各类实体器官移植越来越广泛地运用于临床治疗，给广大患者带来了希望。器官移植学作为一门多学科交叉的综合学科，各学科对同一对象有其各自不同的理解和定义，导致器官移植学科内名词繁杂。而器官移植学又是一门新兴学科，其没有固有的基础定义。基于上述情况，器官移植学急需对其学科内出现的名词予以命名和定义，以统一各学科在器官移植学科内的名词定义。同时又可以反映器官移植学的最新进展，与国际接轨，引导学科向更加全面和广阔的领域发展，创建器官移植学科教育教学新体系，这无疑是一件非常有意义的工作。

本次对器官移植学名词的审定与统一始于 2013 年 8 月，全国科学技术名词审定委员会与中华医学会医学名词审定委员会共同组建了器官移植学名词审定分委员会，并在长沙召开了器官移植学名词审定工作第一次会议。按照全国科学技术名词审定委员会制定的科学技术名词审定原则及方法，确定了选词原则及学科分类框架。2013 年完成选词及释义初稿。尔后数易其稿，器官移植学名词审定分委员会每年召开例会，对稿件进行会审讨论，并根据讨论意见再次进行修订。本书收录 954 个词条，内容包括总论、器官移植免疫学、供者与供器官的类型、供器官的获取与保存、器官移植围手术期与术后管理、免疫抑制治疗、器官移植影像学、器官移植麻醉学、器官移植病理学、肝移植、肾移植、胰腺移植、小肠移植、心脏移植、肺移植、器官联合移植等 16 个部分。这些名词凝聚了器官移植学名词审定分委员会几十位专家的智慧。于 2017 年年底形成《器官移植学名词》上报稿。

全国科学技术名词审定委员会委托李幼生、黄赤兵等资深专家对上报稿进行了复审。对复审中提出的意见，器官移植学名词审定分委员会再次进行了研究并做了妥善处理，于 2020 年 5 月上报全国科学技术名词审定委员会审核批准，在全国科学技术名词审定委员会网站及各媒体预公布，征求社会意见。预公布期限为 3 个月。2020 年 9 月分委员会根据反馈意见对预公布稿再次修改。现予以正式公布。

本次名词审定工作得到了浙江大学附属第一医院领导的大力支持，许多奋战在综合性三级甲等医院器官移植临床一线的专家学者以高度认真负责的态度参与了编写工作，谨此对所有参与本次名词编写者及众多关心支持本书出版者表示诚挚的感谢！最后，由于这是第一次系统地整理器官移植学名词，书中难免存在疏漏和不妥之处，恳请广大专业工作者在使用过程中提出宝贵的意见和建议，以便修订时完善。

器官移植学名词审定分委员会

2020 年 8 月

编 排 说 明

一、本书公布的是器官移植学名词，共 953 条，每条名词均给出了定义或注释。

二、全书分 16 部分：总论、器官移植免疫学、供者与供器官的类型、供器官的获取与保存、器官移植围手术期与术后管理、免疫抑制治疗、器官移植影像学、器官移植麻醉学、器官移植病理学、肝移植、肾移植、胰腺移植、小肠移植、心脏移植、肺移植、器官联合移植。

三、正文按汉文名所属学科的相关概念体系排列。汉文名后给出了与该词概念相对应的英文名。

四、每个汉文名都附有相应的定义或注释。定义一般只给出其基本内涵，注释则扼要说明其特点。当一个汉文名有不同的概念时，则用(1)、(2)等表示。

五、一个汉文名对应几个英文同义词时，英文词之间用"，"分开。

六、凡英文词的首字母大、小写均可时，一律小写；英文除必须用复数者，一般用单数形式。

七、"[ ]"中的字为可省略的部分。

八、主要异名和释文中的条目用楷体表示。"全称""简称"是与正名等效使用的名词；"又称"为非推荐名，只在一定范围内使用；"俗称"为非学术用语；"曾称"为被淘汰的旧名。

九、正文后所附的英汉索引按英文字母顺序排列；汉英索引按汉语拼音顺序排列。所示号码为该词在正文中的序码。索引中带"*"者为规范名的异名或在释文中出现的条目。

目　录

01. 总　　论

01.001　移植　transplantation
将自体或异体的正常细胞、组织或器官从它所在的位置植入另一位置的技术。是临床治疗多种终末期疾病的有效手段。

01.002　器官移植　organ transplantation
将某一个体的器官用手术的方法移植到其自体体内或另一个体的某一部位的治疗手段。其特点是保留移植器官的部分或全部外形轮廓及内部解剖结构,带有主要的血供和管道主干,通过吻合技术实现血流再通,移植器官从切取到植入期间始终保持活力。

01.003　器官移植学　organ transplantation
研究器官移植的一门学科。

01.004　组织移植　tissue transplantation
将某一个体的组织用手术的方法移植到其自体体内或另一个体的某一部位的治疗手段。包括活体组织移植和非活体组织移植。

01.005　活体组织移植　living tissue transplantation
将某一个体的组织(在移植过程中始终保持活力)用手术的方法移植到其自体体内或另一个体的某一部位的治疗手段。

01.006　非活体组织移植　unliving tissue transplantation
又称"支架移植""结构移植"。将某一个体的组织(无细胞活力)用手术的方法移植到其自体体内或另一个体的某一部位的治疗手段。移植物通常是肌腱、筋膜、血管、淋巴管、软骨和骨等。

01.007　细胞移植　cell transplantation
将某一个体的若干细胞用手术的方法移植到其自体体内或另一个体的某一部位的治疗手段。

01.008　自体移植　autologous transplantation, autogenic transplantation, autotransplant
移植物取自受者自身的移植。移植后不发生排斥反应。

01.009　同系移植　isotransplantation
又称"同基因移植(syngenic transplantation)"。同遗传型间移植遗传背景完全相同的个体间进行的细胞、组织或器官移植。如同卵双生子或同类系动物不同个体间的移植,移植后不发生排斥反应。

01.010　同种移植　allotransplantation, homotransplantation
又称"同种异基因移植(allogenic transplantation)"。供者、受者属同一种属,但非同一个体,如人与人、犬与犬之间的移植。是临床最常见的移植类型。

01.011　异种移植　xenotransplantation
不同种属个体间进行的细胞、组织或器官的移植。

01.012　原位移植　orthotopic transplantation
将供者的器官移植到受体原有解剖位置的手术。如原位肝移植、原位心脏移植等。

01.013　异位移植　heterotopic transplantation
将器官移植到非该器官原有解剖位置的手术。一般情况下,可不必切除受者原来的器官。如临床大多数的肾移植、胰腺移植等。

01.014 旁原位移植 paratopic transplantation
将器官移植到贴近受者同名器官的位置,但不切除原来器官的手术。多为辅助移植,如切除部分受者肝脏在其旁行部分肝移植,在受者胰尾附近行胰腺的旁原位移植等。

01.015 再次移植 retransplantation
如果首次移植的移植物因排斥反应或术后并发症丧失功能不能满足受者的需要,在适当时机应选择合适供者进行第二次及以上的移植。

01.016 干细胞移植 stem cell transplantation
分离纯化自体、同种异体或异种干细胞,将其转输给患者以治疗相关疾病的技术。

01.017 移植物 graft
被移植的细胞、组织或器官的总称。

01.018 排斥反应 rejection
移植物作为一种异物被机体免疫系统识别并被破坏和清除的过程。

01.019 超急排斥反应 hyperacute rejection
移植物血液循环恢复后数分钟至数小时内发生的排斥反应。因受者体内存在针对移植物抗原的预存天然(异种)或后天形成的抗体,可介导补体依赖的细胞毒作用。

01.020 急性排斥反应 acute rejection
移植后,因移植物细胞表面的同种异型抗原(尤其是主要组织相容性抗原)刺激受者产生细胞免疫应答出现的排斥反应。一般发生在移植后数小时至 6 个月内。

01.021 激素抵抗性急性排斥反应 steroid-resistant acute rejection, SRAR
经大剂量激素冲击治疗后无效的急性排斥反应。

01.022 耐类固醇排斥反应 resistant steroid rejection
移植物发生急性排斥反应后使用类固醇肾上腺糖皮质激素治疗无反应的现象。发生率约为 20%。发生时往往需改用抗淋巴细胞抗体制剂才可能控制的急性排斥反应。

01.023 慢性排斥反应 chronic rejection
移植后,因循环中特异性抗体低水平的免疫应答导致移植物血管内皮持续低程度的损害并逐渐阻塞,移植物功能逐渐下降或丧失的排斥反应。多发生在术后数月或数年内,以体液免疫为主。

01.024 移植物抗宿主反应 graft versus-host reaction, GVHR
由移植物针对宿主,即移植物中的免疫细胞对宿主的组织抗原产生免疫应答并引起组织损伤的反应。其发生需要一些特定的条件:①宿主与移植物之间的组织相容性不合;②移植物中必须含有足够数量的免疫细胞;③宿主处于免疫无能或免疫功能严重缺损状态。

01.025 细胞性排斥反应 cellular rejection
由同种异体反应性 CD8$^+$细胞毒性 T 细胞介导的排斥反应。是同种异体移植中最常见的排斥反应。

01.026 体液性排斥反应 humoral rejection
一类人类白细胞抗原抗体介导的排斥反应。常导致移植物丧失功能。强效免疫抑制剂和 B 细胞抑制剂常用于治疗体液性排斥反应。

01.027 热缺血 warm ischemia
器官在未降温时的缺血或血流中断的现象。热缺血时器官缺血损害出现较快、程度较重。

01.028 冷缺血 hypothermic ischemia
保存的器官在低温时的缺血现象。低温下器

官的新陈代谢明显降低、耗氧量减少，可增加器官对缺血的耐受性。传统的器官保存过程基本上是冷缺血的过程。

01.029　热缺血时间　warm ischemia time
从热缺血开始持续到器官恢复正常血供（器官未经历低温过程），或从热缺血开始到器官明显温度降低（即冷缺血开始）的时间。

01.030　冷缺血时间　hypothermic ischemia time
从冷缺血开始至器官重新恢复血供的时间。整个过程器官都在低温环境中。

01.031　总缺血时间　total ischemic time
热、冷缺血时间的总和。是离体器官的安全保存期限。

01.032　器官灌洗液　organ perfusate
在器官低温保存过程中，用于灌洗和保存器官的液体。

01.033　组织配型　tissue matching
根据组织相容性系统（主要包括 ABO 血型系统和人类白细胞抗原系统）相匹配原则，移植前对供者和受者的组织相容性系统进行的检测与配对。以减少移植后排斥反应发生。

01.034　移植物失功　graft dysfunction
移植物功能发生不可逆性的减退。

01.035　急性移植物失功　acute graft dys-
function, AGD
移植完成数小时内，移植物功能发生急性不可逆性的丧失。

01.036　慢性移植物失功　chronic graft dys-function, CGD
移植物功能发生了缓慢和不可逆性的减退。是阻碍移植物长期稳定功能和受者长期生活质量的重要原因。不同器官的慢性移植物失功发生率不同，与移植器官种类有关，其发生机制仍不明确。

01.037　原发性移植物无功能　primary graft non-function, PNF
由各种原因导致的移植后器官不发挥功能。

01.038　器官分配　organ sharing
依靠人体器官分配与共享信息系统，进行移植器官的分配。可提高分配的效率，减少或防止器官浪费，实施监控管理，消除人为和主观因素的干扰与影响。

01.039　器官捐献　organ donation
自然人生前自愿表示或并未明确反对，并在其死亡后由家属或其权益代表，将其器官捐献给医学科学事业的行为。

01.040　器官移植伦理学　organ transplanta-tion ethics
以生命伦理学利益原则、自愿原则、公平原则为理论依据，研究器官移植理性问题的学科。

02. 器官移植免疫学

02.001　器官移植免疫学　organ transplanta-tion immunology
研究受者的免疫系统与供者的移植物相互作用的学科。

02.002　免疫　immunity
机体识别和排除抗原性异物，即机体区分自己与非己而排除异己的功能。通常对机体有利，但在某些条件下也可对机体有害。

02.003 固有免疫 innate immunity
个体在长期进化中所形成，与生俱有而并非由特定抗原诱导的抵抗病原体侵袭、清除体内异物的防御能力。由固有免疫分子和固有免疫细胞执行，是机体抵御病原体感染的第一道防线。

02.004 适应性免疫 adaptive immunity
个体出生后通过与抗原物质接触而由淋巴细胞所产生的免疫力。具有特异性和记忆性。

02.005 移植免疫 transplantation immunity
移植术后，移植物与受者免疫系统相互作用并产生免疫应答的现象。

02.006 免疫系统 immune system
机体执行免疫应答和免疫功能的组织系统。由免疫器官和组织、免疫细胞和免疫分子组成。

02.007 细胞免疫 cellular immunity
T细胞（CD4$^+$或CD8$^+$）通过释放淋巴因子或细胞毒效应而发挥的免疫力。

02.008 体液免疫 humoral immunity
B细胞所介导的免疫。主要通过产生抗体而发挥效应。

02.009 免疫器官 immune organ
免疫细胞发生、发育、成熟和产生免疫应答的器官。主要分为中枢免疫器官和外周免疫器官。

02.010 免疫细胞 immunocyte
参与免疫应答或与免疫应答相关的细胞。包括淋巴细胞、树突状细胞、单核/巨噬细胞、粒细胞、肥大细胞等。

02.011 B[淋巴]细胞 B lymphocyte
受抗原刺激后，分化增殖为浆细胞，合成抗体，发挥体液免疫功能的一类淋巴细胞。来源于骨髓的多能干细胞。

02.012 T[淋巴]细胞 T lymphocyte
表达T细胞受体和CD3复合物的淋巴细胞。来源于胚肝或骨髓的原T细胞，在胸腺微环境中分化、发育，成熟后迁移至外周血，继而定居于外周淋巴组织，可介导细胞免疫应答，并辅助机体针对T细胞依赖性抗原产生体液免疫应答。

02.013 调节性T细胞 regulatory T cell, Tr cell
一类具有负调节作用的T细胞亚群。包括在胸腺内分化而成的自然调节性T细胞（如CD4$^+$CD25$^+$T细胞）和在胸腺外诱导产生的适应性调节性T细胞（如Tr1细胞和Th3细胞）。

02.014 记忆性T细胞 memory T cell
曾经活化又回复静止的T细胞。再次遇到相同抗原后能迅速扩增，启动更大范围的免疫应答。

02.015 辅助性T细胞 helper T cell, Th cell
表达CD4分子的具有辅助功能的T细胞亚群。可特异性识别抗原肽-MHCⅡ类分子复合物，按照其所分泌细胞因子的种类，可分为Th1细胞、Th2细胞和Th3细胞等。

02.016 细胞毒性T细胞 cytotoxic T cell, Tc cell
具有特异性杀伤靶细胞功能的T细胞亚群。表达CD8分子，其T细胞受体通过特异性识别靶细胞表面相应抗原与MHCⅠ类分子复合物而杀伤靶细胞。某些CD4$^+$T细胞也具有细胞毒性T细胞活性。

02.017 巨噬细胞 macrophage
单核–吞噬细胞系统中高度分化、成熟的细胞类型。由血液中单核细胞迁入组织后分化而成，在不同器官、组织中有不同类型和命名，其表达 Fc 受体、C3b 受体和 CD14 分子，在固有免疫中发挥防御功能，也是参与适应性免疫的专职抗原提呈细胞。

02.018 浆细胞 plasma cell

由活化的 B 细胞分化、发育而成的终末细胞。其表达浆细胞抗原-1（PCA-1），而不表达 B 细胞其他标志（如 CD19、CD20、CD21 等分子），分布于淋巴结髓质、脾脏红髓和骨髓，可产生特定类别的特异性抗体。

02.019 树突状细胞 dendritic cell

一类具有分支或树突状形态的细胞。分为髓细胞系和淋巴细胞系两类，前者是最重要的专职抗原提呈细胞，可组成性表达 MHC II 类分子和共刺激分子。

02.020 库普弗细胞 Kupffer cell

一类组织巨噬细胞。既可以由骨髓来源的单核细胞分化而来，也可由肝内定居的前体细胞分化而来。可表达模式识别受体识别外源性和内源性危险信号，吞噬和清除异源性物质，维持肝脏的免疫特惠性，参与肝脏的组织修复与再生。

02.021 过路白细胞 passenger leukocyte

存在于组织或器官移植物中的供者白细胞（尤其是树突状细胞等抗原提呈细胞）。其在移植术后进入受者血液循环，可介导受者对供者移植抗原的免疫应答。

02.022 抗原提呈细胞 antigen presenting cell, APC

能捕捉、加工、处理抗原，并将抗原提呈给抗原特异性淋巴细胞的一类免疫细胞。

02.023 免疫原性 immunogenicity

抗原（表位）作用于 T 细胞、B 细胞的抗原识别受体（T 细胞受体、B 细胞受体），促使其增殖、分化，并产生免疫效应物质（特异性抗体和致敏淋巴细胞）的特性。

02.024 免疫应答 immune response

机体对抗原刺激的应答过程，即免疫细胞识别、摄取、处理抗原，继而活化、增殖、分化、产生免疫效应的过程。包括识别相、中枢相和效应相。

02.025 免疫耐受 immunological tolerance

机体免疫系统接触某一抗原后形成的特异性免疫无应答状态。对自身抗原耐受是免疫系统的重要特征。

02.026 获得性免疫耐受 acquired immune tolerance

在适当的条件下，诱导对某些抗原的耐受性，使机体有能力调节对自身抗原或变应原的免疫应答，从而减轻自身免疫性疾病或容许 MHC 不匹配的器官移植的现象。

02.027 诱导耐受 induce tolerance

使用一定的方法，使得免疫活性细胞在接触抗原性物质时表现出一种特异性的无应答状态。常用的方法有可溶性抗原诱导耐受、口服抗原诱导耐受、拮抗性抗原诱导耐受、TI 抗原诱导耐受、静息 B 细胞提呈抗原诱导耐受、阻断共刺激信号诱导耐受、免疫偏离诱导耐受等。

02.028 中枢性耐受 central tolerance

在中枢免疫器官内，能识别自身抗原的 T 细胞和 B 细胞克隆被清除或处于无反应性状态而形成的自身耐受。

02.029 外周性耐受 peripheral tolerance

在外周免疫器官，成熟的 T 细胞和 B 细胞遇到自身或外源性抗原形成的耐受。

02.030 自身耐受 self-tolerance

机体免疫系统对自身抗原的特异性无应答状态。

02.031 免疫忽略 immunological ignorance
自身耐受的一种被动形式。体内存在自身反应性淋巴细胞和自身抗原,但并不发生对自身抗原的免疫应答,可能由调节性 T 细胞或抑制性 T 细胞的负调节作用所致。

02.032 抗原 antigen
一类能刺激机体免疫系统使之产生特异性免疫应答,并能与相应免疫应答产物(抗体或抗原受体)在体内外发生特异性结合的物质。

02.033 抗原表位 epitope, antigenic deter-minant, AD
抗原分子中决定抗原特异性的特殊化学基团。抗原表位的性质、数目和空间构型决定抗原的特异性。

02.034 人类白细胞抗原 human leucocyte antigen, HLA
集中在人类白细胞膜上的主要组织相容性抗原。

02.035 同种[异型]抗原 allotypic antigen, alloantigen
同一种属而基因型不同的个体间所表达的抗原。如红细胞血型抗原(A、B、O),人类白细胞抗原(HLA)等。

02.036 异种抗原 xenogeneic antigen, xenoantigen
来自另一物种的抗原性物质。

02.037 血型抗原 blood group antigen
红细胞表面的同种异型抗原。

02.038 宿主抗原 host antigen
因与某专一宿主的长期接触而发展与宿主抗原类似或一致的某些抗原决定簇。

02.039 移植抗原 transplantation antigen
不同种属或同种不同系别的个体间进行组织或器官移植时,出现的个体特异性的同种异型抗原。

02.040 抗体 antibody, Ab
能与相应抗原(表位)特异性结合的具有免疫功能的球蛋白。

02.041 群体反应性抗体 panel reactive antibody, PRA
群体反应性抗 HLA-IgG 的抗体。是各种组织器官移植术前筛选致敏受者的重要指标,与移植排斥反应和存活率密切相关。

02.042 补体 complement
又称"补体系统(complement system)"。由血浆补体成分、可溶性和膜型补体调节蛋白、补体受体等30余种糖蛋白组成,是一个具有精密调控机制的蛋白质反应系统。其可通过 3 条既相对独立又相互联系的途径被激活,从而发挥调理吞噬、裂解细胞、介导炎症、免疫调节和清除免疫复合物等多种生物学效应。

02.043 组织相容性 histocompatibility
个体接受异种、同种异体和自体移植物的能力。

02.044 组织相容性屏障 histocompatibility barrier
遗传基因不同的个体间,由于其组织成分(包括 MHC 抗原、次要组织相容性抗原、红细胞血型抗原和组织特异性抗原等)的分子结构或免疫原性存在差异,从而导致移植时供、受者间的组织不相容性。

02.045 组织相容性试验 histocompatibility testing
检测移植供、受者间白细胞抗原(主要为 MHC I 和 II 类抗原)是否匹配的试验。

02.046　主要组织相容性复合体　major histocompatibility complex, MHC
由一群紧密连锁的基因群组成,定位于动物或人某对染色体的特定区域,呈高度多态性,能引起快而强的排斥反应的组织相容性抗原。其编码的分子表达于不同细胞表面,参与抗原提呈,制约细胞间相互识别及诱导免疫应答。

02.047　MHC Ⅰ 类分子　MHC class Ⅰ molecule
由一条 MHC Ⅰ 类基因编码的重链(α 链)和一条非 MHC Ⅰ 类基因编码的轻链(β₂ 微球蛋白)通过二硫键形成的异源二聚体分子。

02.048　MHC Ⅰ 类链相关基因　MHC class Ⅰ chain-related gene
又称"MIC 基因(MIC gene)"。位于 MHC Ⅰ 类基因区,属非经典 MHC Ⅰ 类基因。其中 MICA 和 MICB 为功能基因,编码产物和经典 MHC Ⅰ 类分子重链具有高度同源性,并显示多态性。MIC 分子是自然杀伤细胞激活性受体 NKG2D 的配体。

02.049　MHC Ⅰ 类链相关基因 A　MHC class Ⅰ chain-related gene A
又称"MICA 基因(MICA gene)"。MIC 基因家族的一个重要成员。基因全长 11.7 kb,编码 1382 bp 的转录子,表达 MICA 抗体。具有高度的多态性。

02.050　MHC Ⅰ 类链相关基因 A 抗体　MICA antibody
MHC Ⅰ 类链相关基因 A 表达的抗体。移植后 MICA 抗体滴度可以作为受者免疫状态评估的指标。

02.051　MHC Ⅰ 类链相关基因 B　MHC class Ⅰ chain-related gene B
又称"MICB 基因(MICB gene)"。MIC 基因家族的一个重要成员。基因全长 12.9 kb,

编码 2376 bp 的转录子,表达 MICB 抗体。具有高度的多态性。

02.052　MHC Ⅰ 类链相关基因 B 抗体　MICB antibody
MHC Ⅰ 类链相关基因 B 表达的抗体。

02.053　MHC Ⅱ 类分子　MHC class Ⅱ molecule
由 α 链和 β 链非共价结合的异源二聚体分子。两条肽链均由 MHC Ⅱ 类分子基因编码,由胞外区、跨膜区和胞内区组成。

02.054　次要组织相容性复合体　minor histocompatibility complex
引起移植物慢而弱的排斥反应的抗原。包括与性别相关的抗原(如 H-Y 抗原)及表达于白血病细胞或正常细胞表面的非 Y 染色体连锁的 mH 抗原等。该抗原被降解形成的肽段具有同种异型决定簇,以主要组织相容性复合体(MHC)限制性方式被 T 细胞识别。

02.055　人类白细胞抗原分型　human leucocyte antigen typing
借助血清学、细胞学或分子生物学方法检测个体人类白细胞抗原的特异性或基因型。在临床器官移植中, 是选择合适供者的主要依据。

02.056　人类白细胞抗原配型　human leucocyte antigen matching
将已确定的供者和受者的人类白细胞抗原分型结果按照人类白细胞抗原配型原则或氨基酸残基配型原则,采用人工方法或配型软件确定供者和受者人类白细胞抗原特异性相配的程度。为临床选择合适的供者提供依据。

02.057　人类白细胞抗原相容　human leucocyte antigen compatibility
移植供者和受者间人类白细胞抗原型别相

匹配。

02.058　人类白细胞抗原错配　human leucocyte antigen mismatch
移植供者和受者间人类白细胞抗原型别不匹配。供者和受者间人类白细胞抗原错配越多，移植物存活率越低，存活时间越短。

02.059　氨基酸残基配型　amino acid residue matching
又称"交叉反应组配型（cross reactive group matching）"。许多人类白细胞抗原在分子结构上具有相同的抗原决定簇，与同一抗体发生交叉反应，这些共同抗原决定簇是免疫反应的核心，由关键部分氨基酸残基决定。通过氨基酸残基匹配，可提高相配率。

02.060　氨基酸三联分子配型　amino acid triplet molecular matching
根据氨基酸残基配型原理，为高致敏受者挑选氨基酸三联体相容的供者。根据受者的人类白细胞抗原基因型，在氨基酸残基水平迅速找到与之相容的供者人类白细胞抗原基因型。

02.061　标准血清学分型方法　standard serological typing method
将补体依赖的淋巴细胞毒试验引入人类白细胞抗原血清学检查并使之微量化而创立的标准微量淋巴细胞毒技术。

02.062　荧光单克隆抗体分型技术　fluorescent monoclonal antibody typing technique
参照血清学方法的分型水平制定的单克隆抗体分型技术。具有快速、准确的特点，但对于更细的亚型或等位基因难以完全分辨。

02.063　酶联免疫吸附测定　enzyme-linked immunosorbent assay, ELISA
将抗原、抗体的特异性反应与酶对底物的高效催化作用相结合起来的高灵敏度分析技术。即用酶标记抗体，并将已知的抗原或抗体吸附在固相载体表面，使抗原抗体反应在固相载体表面进行，用洗涤法将液相中的游离成分洗除，最后通过酶作用于底物后显色来判断结果。

02.064　供者特异性抗体　donor specific antibody, DSA
受者接受器官或组织移植后体内产生的针对供者组织抗原的特异性抗体。主要包括 HLA 抗体和非 HLA 抗体（如抗内皮细胞体、抗 MICA 抗体和抗 MICB 抗体等）。

02.065　抗内皮细胞抗体　anti-endothelial cell antibody, AECA
与血管内皮细胞相关的抗体。通过补体介导或抗体依赖细胞毒性作用可破坏血管内皮细胞，导致血管损伤。是移植后非供者特异性抗体之一。

02.066　嵌合体　chimera
由来自不同基因型的合子演变而来的两个或多个不同的细胞系混合构成的个体。也指源自不同物种的 DNA 序列重组的 DNA 分子。

02.067　微嵌合状态　microchimerism
移植器官内或受者体内同时存在供者和受者细胞/基因的状态。可通过流式细胞术等检测。是移植免疫耐受的重要机制之一。

02.068　T 细胞受体　T cell receptor, TCR
T 细胞表面可被抗原识别的受体。为异源二聚体。分为 T 细胞受体 α/β 及 T 细胞受体 γ/δ 两类，前者可特异性识别抗原提呈细胞表面的抗原肽-MHC 复合物。

02.069　B 细胞受体　B cell receptor, BCR
B 细胞特异性识别抗原的受体。属膜表面 IgM 或 IgD。

02.070　Fas 分子　Fas
一种表达于细胞表面的受体。与相应配体结合能启动死亡信号转导。

02.071　Fas 配体　Fas ligand
Fas 分子的配体。与受体 Fas 结合后启动死亡信号转导，使表达 Fas 的细胞发生凋亡。

02.072　免疫豁免部位　immunological privileged site
机体某些特定部位,其在解剖上与免疫细胞隔绝或在局部微环境中存在抑制免疫应答的机制,从而一般不对外来抗原(包括移植物抗原)产生应答。

02.073　共刺激　costimulation
又称"协同刺激"。淋巴细胞激活第二信号的来源。通常由参与适应性免疫的免疫细胞(T 细胞/B 细胞间或抗原提呈细胞/T 细胞间)表面共刺激分子及其受体相互作用而产生。

02.074　诱导性共刺激分子　inducible costi-mulator, ICOS
CD278,CD28 家族成员。主要表达于活化的 Th2 细胞,配体分别为人的 B7-H2/ICOSL 和鼠的 B7 相关蛋白 1(B7RP-1),上调活化的 Th2 细胞表达黏附分子和产生细胞因子,促进 B 细胞分化为浆细胞并产生抗体。

02.075　共刺激信号　costimulatory signal
又称"协同刺激信号""第二活化信号"。由参与适应性免疫的免疫细胞表面所表达的不同共刺激分子及其受体相互结合而产生,如 B 细胞表面 B7 和 CD40 可分别与 T 细胞表面 CD28 和 CD40L 结合,从而分别向 T 细胞、B 细胞提供刺激信号。

02.076　抗胸腺细胞免疫球蛋白　antilym-phocyte globulin, ALG
由经人胸腺细胞免疫的动物体内提取和提纯的免疫球蛋白。适用于器官移植时的抗排斥反应治疗,也用于治疗肾小球肾炎、红斑狼疮、类风湿关节炎、重症肌无力等自身免疫性疾病。

02.077　免疫抑制　immune suppression
内外因素所致免疫系统功能降低或消失的现象。

02.078　免疫抑制剂　immunosuppressant
一类通过抑制细胞及体液免疫反应而使组织损伤得以减轻的化学或生物物质。其具有免疫抑制作用,可抑制机体异常的免疫反应。广泛应用于器官移植抗排斥反应和自身免疫性疾病的治疗。

02.079　免疫抑制治疗　immunosuppressive therapy
采用物理、化学或生物学的方法或手段来降低抗体对抗原物质的反应性。

02.080　免疫抑制剂监测　monitoring of immunosuppressant
以药代动力学和药效动力学理论为指导,借助现代化分析技术和电子计算机手段,通过对患者血液或其他体液中药物浓度的检测,分析临床用药过程中人体对药物的吸收、分布、代谢和排泄的过程,从而设计最佳个体化给药方案的手段。是实现免疫抑制药物治疗个体化的重要手段之一,可提高药物疗效,避免或减少药物毒副作用,从而达到最佳治疗效果。

02.081　谷浓度　minimum concentration
表示给药期间的最低浓度。通常根据多次给药达稳态时给药后初始时刻至下次给药前的最低浓度得到。是反映药物蓄积水平的常用指标,与药物剂量、给药间隔和药物消除速率密切相关。

02.082　免疫抑制剂谷浓度　immunosup-pressant minimum concentration

免疫抑制剂用药期间的谷浓度。

02.083 同种异体主要组织相容性抗原–肽复合体 allogeneic MHC-peptide complex
同种移植时，在受体的抗原提呈细胞内，主要组织相容性复合体分子通过抗原肽结合区与胞质内加工处理过的供体抗原肽结合形成的物质。经转运表达于抗原提呈细胞表面，完成抗原提呈，启动免疫应答。

02.084 移植物抗宿主病 graft versus-host disease, GVHD
同种移植物中所含免疫细胞（主要是 T 细胞）识别受者组织抗原并发动免疫攻击所致的疾病。

02.085 克隆清除 clone deletion
大量未成熟自身反应性 T 细胞克隆的 T 细胞受体在胸腺内接触组织特异自身抗原，经抗原提呈细胞提呈后，发生程序性死亡而在体内被清除的过程。是维持自身耐受最有效的机制。

02.086 免疫防御 immunologic defense
机体免疫系统抵御病原微生物感染。

02.087 免疫稳定 immunologic homeostasis
免疫系统维持机体内环境相对稳定的生理功能。

02.088 免疫监视 immunologic surveillance
机体免疫系统可识别和清除体内表达新生抗原的突变细胞和病毒感染细胞。其失调可致肿瘤发生和持续性病毒感染。

02.089 抗体依赖细胞介导的细胞毒作用 antibody-dependent cell-mediated cytotoxicity, ADCC
表达 IgGFc 受体的自然杀伤细胞、巨噬细胞和中性粒细胞等，通过与已结合在病毒感染细胞和肿瘤细胞等靶细胞表面的 IgG 抗体的 Fc 段结合，从而杀伤这些靶细胞的作用。自然杀伤细胞是介导该作用的主要细胞。

02.090 补体依赖的细胞毒性 complement dependent cytotoxicity, CDC
补体参与的细胞毒作用，即通过特异性抗体与细胞膜表面相应抗原结合，形成复合物而激活补体经典途径，所形成的攻膜复合物对靶细胞发挥裂解效应。

02.091 克隆无反应 clonal anergy
在某些情况下，T 细胞、B 细胞虽然仍有与抗原反应的 T 细胞受体（TCR）或膜结合免疫球蛋白（mIg）表达，但对该抗原提呈功能无应答或低应答的状态。

02.092 预致敏 presensitization
移植受者在器官移植前体内已经存在有致敏活化的淋巴细胞和（或）由其产生的致敏抗体的现象。通常由既往输血、多次妊娠等途径接触外界抗原所触发。

02.093 淋巴细胞毒试验 lymphocyte cytotoxicity test
又称"淋巴细胞毒交叉配型试验（lymphocyte cross matching test）"。用来检测淋巴细胞毒作用的试验。

02.094 微量淋巴细胞毒试验 microlymphocyte cytotoxicity test
采用单一供者淋巴细胞，检测受者体内是否存在针对供者特异性 HLA 抗体的试验。用于识别受者可接受的 HLA 基因。

02.095 流式细胞术 flow cytometry assay
又称"荧光激活细胞分选法（fluorescence-activated cell sorting, FACS）"。一种对液流中排成单列的细胞或其他生物微粒（如微球、细菌、小型模式生物等）逐个进行快速定量分析和分选的技术。

02.096　移植排斥　transplantation rejection
移植器官并不被受者身体所接受的情况。一般是由免疫系统攻击移植器官所引起。

02.097　加速性排斥反应　accelerated rejection
第二次移植同一供者移植物出现的加速的排斥反应。

02.098　延迟性异种移植排斥　delayed xenograft rejection
异种移植时，在恢复血流 24 小时内所发生的、移植后数天至数周内移植物丧失活性的

过程。

02.099　移植后淋巴增殖性疾病　post transplant lymphoproliferative disorder, PTLD
器官和细胞移植后发生的最严重的并发症之一。因免疫抑制和 EB 病毒感染导致的淋巴组织增殖。50%以上的患者表现为淋巴结外肿块，累及胃肠道、肺、皮肤、肝、中枢神经系统和移植物自身等。

02.100　脓毒症　sepsis
由感染引起的全身炎症反应综合征。

03. 供者与供器官的类型

03.001　供者　donor
又称"供体"。在移植中，提供移植物（器官、组织、细胞或基因 DNA 片段）的个体。

03.002　受者　recipient
又称"受体"。在移植中，接受移植物（器官、组织、细胞或基因 DNA 片段）的个体。

03.003　活体供者　living donor
提供移植物的健康个体。分为活体亲属供者和活体非亲属供者。

03.004　活体亲属供者　living related donor
与移植受者有亲缘关系的提供移植物的健康个体。

03.005　活体非亲属供者　living unrelated donor
与移植受者无亲缘关系的提供移植物的健康个体。

03.006　匿名供者　anonymous donor
要求对个人信息保密的提供移植物的供者。

03.007　活体双器官供者　dual living donor
提供两个移植物的健康个体。

03.008　尸体供者　cadaveric donor
已经死亡的个体作为移植物的供者。包括脑死亡供者、心脏死亡供者和脑–心死亡供者三种类型。

03.009　脑死亡　brain death
以大脑脑干的生命中枢出现不可逆的功能丧失为判断标准的死亡。

03.010　脑死亡供者　donor of brain death, DBD
待脑死亡判定后捐献器官的供者。

03.011　心脏死亡供者　donor of cardiac death, DCD
以不可逆的心搏骤停或血液循环停止为死亡判定标准的捐献器官的供者。

03.012　可控制的无心跳供者　controlled non-heart-beating donor, CNHBD

经严格判断供者生命已经无法挽救后,器官切取小组有计划地撤掉供者生命支持设备,待循环停止后开始获取器官的供者。

03.013 不可控制的无心跳供者 uncontrolled non-heart-beating donor, UCNHBD

心肺复苏失败,或在前往医院途中不可控制的情况下发生心搏骤停的供者。

03.014 脑-心死亡供者 donor after brain-cardiac death

完全符合脑死亡器官捐献标准,但仍按照心脏死亡实施器官捐献程序的供者。

03.015 边缘供者 marginal donor

又称"扩大标准的供者(expanded criteria donor)""延伸供者(extended donor)"。根据各种供器官的供者选择标准,不符合一项或数项标准的供者。

03.016 多米诺器官移植供者 domino organ transplant donor

又称"连续性器官移植供者(sequential organ transplant donor)"。移植受者在接受器官移植时,切取的自身器官作为移植物供给其他受者,这种患者既是器官移植受者又是移植物的捐献者,或移植受者在接受来自非亲属捐献的移植物的同时,其亲属也必须捐赠移植物给其他受者,如同多米诺骨牌一样连续地进行移植的活体供者。

03.017 移植物再用供者 graft reused donor

器官移植的受者因某些原因死亡,但移植物功能正常并可切取再移植给其他受者使用。

03.018 异种供者 xenogeneic donor, xenograft donor

为不同物种的移植受者提供移植物的供者。

03.019 胎儿供者 fetal donor

提供移植物的不能成活或属淘汰的活胎儿或死胎儿。

03.020 供器官 donated organ

器官移植中由供者提供给受者的器官。

03.021 自体供器官 autologous donated organ

自体器官移植中使用的供器官。即供者和受者为同一个体。

03.022 同系供器官 syngenic donated organ

来源于与受者同种且基因型相同的供器官。

03.023 同种异体供器官 allogeneic donated organ

来源于与受者同种但基因型不同的供器官。

03.024 活体供器官 living donated organ

由健康的个体捐献的供器官。

03.025 活体亲属供器官 living related donated organ

由与移植受者有亲缘关系的健康个体捐献的供器官。

03.026 活体非亲属供器官 living unrelated donated organ

由与移植受者无亲缘关系的健康个体捐献的供器官。

03.027 匿名供者供器官 anonymous donated organ

由要求对个人信息保密的捐献者捐献的供器官。

03.028 尸体供器官 cadaveric donated organ

由已经死亡的个体作为捐献者捐献的供器官。

03.029 脑死亡供器官 donated organ from

brain death donor
由脑死亡后的器官捐献者捐献的供器官。

03.030 心脏死亡供器官 donated organ from cardiac death donor
由心脏死亡后的器官捐献者捐献的供器官。

03.031 可控制的无心跳供器官 donated organ from controlled non-heart-beating donor
取自可控制的无心跳供者的供器官。

03.032 不可控制的无心跳供器官 donated organ from uncontrolled non-heart-beating donor
取自不可控制的无心跳供者的供器官。

03.033 脑–心死亡供器官 donated organ from brain-cardiac death donor
完全符合脑死亡器官捐献标准，但仍按照心脏死亡实施器官捐献程序的供器官。

03.034 异种供器官 xenogeneic donated organ
为不同物种的移植受者提供的供器官。

03.035 胎儿供器官 fetal donated organ
由胎儿供者提供的供器官。

03.036 边缘供器官 marginal donated organ
根据供器官的选择标准，不符合一项或数项

标准的供器官。

03.037 多米诺供器官 domino donated organ
移植受者在接受器官移植时所切取的器官作为移植物再利用移植给其他受者，即前一位受者所切除的器官为下一位受者的供器官，或移植受者在接受来自非亲属捐献的移植物的同时，其亲属也必须捐赠移植物给其他受者，如同多米诺骨牌一样连续地进行移植。是活体供器官的特殊类型。

03.038 移植物再用供器官 reused donated organ
移植受者死亡时移植物功能正常并可切取再移植给其他受者使用的供器官。

03.039 人造器官 artificial organ
又称"人工器官"。能植入人体、部分或全部代替人体自然器官功能的人造装置。

03.040 克隆器官 cloned organ
利用克隆技术培育的器官。

03.041 供者交换计划 donor exchange pro-grame
为提高供者和受者血型匹配等目的而交换供者的一种手段。如甲家庭有 A 型供者和 B 型受者，而乙家庭有 B 型供者和 A 型受者，通过供者交换计划，甲乙两个家庭将彼此满足同血型的供受者匹配。

04. 供器官的获取与保存

04.001 知情同意 informed consent
又称"知情承诺""知情许诺"。患者对自己的病情和医生据此做出诊断与治疗方案的明了和认可。医生必须向患者提供做出诊断和治疗方案的根据，即病情资料，并说明

这种治疗方案的益处、负效应、危险性及可能发生的其他意外情况，使患者能自主地做出决定，接受或不接受这种诊疗。

04.002 行为能力 capacity

能以自己的行为依法行使权利和承担义务的能力。

04.003　供者支持　donor advocate
从医学、手术学和心理学角度对供者进行全面的术前评估,同时让供者对手术有充分的认识和思想准备,并给供者机会重新考虑他们的决定。可充分保护供者的利益。

04.004　精神评估　psychiatric assessment
在精神或心理健康服务过程中收集个人的信息,以达到诊断的目的。评估通常为治疗的第一阶段,但也可基于各种法律目的。

04.005　风险评估　risk assessment
量化测评器官移植带来的影响或损失的可能程度。

04.006　心理评估　psychological assessment
应用多种方法所获得的信息,对个体某一心理现象做全面、系统和深入的客观描述。

04.007　成本分析　cost analysis
利用成本核算及其他有关资料,分析成本水平与构成的变动情况,研究影响成本升降的各种因素及其变动原因,寻找降低成本途径的分析方法。

04.008　成本效益分析　cost benefit analysis
通过比较项目的全部成本和效益来评估项目价值的一种方法。其作为一种决策方法,将成本费用分析法运用于计划决策,以寻求在决策上如何以最小的成本获得最大的收益。

04.009　决策分析　decision analysis
从若干可能的方案中按一定标准选择其一的决策过程的定量分析方法。

04.010　预后　prognosis
医学上根据病情发展过程和后果,预计其发展变化和最终结果。其好坏一般取决于患者的年龄、营养状况、疾病类型、病情轻重及免疫力等。

04.011　近期预后　short-term prognosis
疾病演变近期可能产生的预后。

04.012　远期预后　long-term prognosis
疾病演变远期可能产生的预后。

04.013　并发症　complication
在一种疾病发展过程中继发的另一种疾病或症状。

04.014　近期并发症　short-term complication
疾病演变近期可能产生的并发症。

04.015　远期并发症　long-term complication
疾病演变远期可能产生的并发症。

04.016　生存质量　quality of life
个体根据其所处的文化背景和价值系统对自身生活的主观感受。受个体的目标、期望值标准和个体关注点等因素的影响。

04.017　器官保存　organ preservation
使离体器官损伤降到最小程度,为临床提供充分时间完成器官运送及手术,并在循环建立后立刻恢复功能。主要有冷保存和机械灌注两种方法。

04.018　冷保存　cold preservation
一种器官保存的方法。以 0～4℃低温灌洗液灌注移植器官而快速去除供者血液并使移植器官迅速降温,以 0～4℃保存液低温保存移植器官直至移植。

04.019　深低温冷冻保存　deep hypothermia cryopreservation
通过深低温完全抑制生物细胞的能量代谢,使移植器官处于休眠状态而得以长期保存的方法。用适当的条件复温后，细胞可恢复代谢活动，从而发挥其生物学功能。

04.020 机械灌注 machine perfusion
一种器官保存的方法。在保存过程中持续向移植器官泵入灌注液直至移植。效果优于冷保存。

04.021 低温机械灌注 hypothermic machine perfusion, HMP
维持灌注液温度为0～10℃的机械灌注方法。

04.022 亚低温机械灌注 subnormothermic machine perfusion, SNMP
维持灌注液温度为21℃的机械灌注方法。

04.023 常温机械灌注 normothermic machine perfusion
维持灌注液温度为37℃的机械灌注方法。

04.024 体外机械灌注系统 mechanical in vitro perfusion system
通过持续提供基本的、必需的底物（如糖类、氨基酸、核苷酸、氧）及处理毒性代谢产物来阻断生物降解的系统。在挽救和维持受损的供器官功能方面有重要作用。

04.025 保存性损伤 preservation injury, PI
由冷保存和（或）再灌注损伤导致的影响移植物功能的术后早期并发症。

04.026 保存前损伤 damage before saving
在冷保存液灌洗前产生的供者器官所有潜在的损伤。

04.027 冷保存损伤 cold preservation injury
由不同酶对低温的易感性差异导致的移植器官冷保存的各种改变。

04.028 低温经典效应 classical effect of hypothermia

低温过程导致的细胞水肿、乳酸酸中毒和氧自由基产生的现象。

04.029 复温损伤 rewarming injury
发生在供者的手术准备过程中或在供器官的植入期，由于供者适应手术室和患者的温度，当复温时间超过45分钟，供器官的温度大于21℃时，供器官将受到显著的损伤。

04.030 缺血再灌注损伤 ischemia reperfusion injury
器官在缺血后再灌注时出现的明显损伤。

04.031 器官保存液 organ preservation solution
应用于供器官保存的一种保存液。有利于器官存活。

04.032 欧洲柯林液 Euro-Collins solution
世界上第一个被采用的肝脏保存液。保存时间延长到8小时，是在肾脏保存液的基础上研制的，符合细胞液的离子浓度。

04.033 威斯康星［大学］液 University of Wisconsin solution
针对肝脏保存损伤机制研制的保存液。主要含有乳糖酸。是主要非渗透性阴离子，分子量相对较大，能减轻冷藏时细胞的肿胀，并含有棉糖羟乙基淀粉和腺苷。

04.034 康斯特液 histidine-tryptophane-ketoglutarate solution, HTK solution
适用于心脏停博、心肌保护，以及离体器官功能保护的器官保存液。主要成分为组氨酸、色氨酸、酮戊二酸，与威斯康星液的保存效果相当。

04.035 施尔生液 Celsior solution
欧洲移植中心推出的一种细胞外液型保存液。是相对低钾的心脏保存液，包含了威斯康星液与康斯特液的成分（乳糖醛酸盐和组胺酸），尤其适用于无心跳供者供肝。

属蛋白酶的活性来延长冷缺血时间。

04.036　多羟基化合物液　polyol solution
富含氨基酸、维生素和抗氧化剂的液体。在脂肪肝的低温保存中显示出比康斯特液更多的优越性，具体表现在氧的消耗、胆汁分泌、肝功能损害等指标上。

04.039　细胞酸中毒　cellular acidosis
即使在低温情况下，缺血刺激糖酵解及糖原分解加强，细胞内乳酸和氢离子浓度增加，造成组织酸中毒而使细胞死亡。

04.037　卡罗琳娜液　Carolina solution
器官保存液的一种。关键成分为阿糖腺苷。用来预防肝移植后的再灌注损伤并减少库普弗细胞激活。

04.040　延迟性移植物功能障碍　delayed graft dysfunction
供器官经过较长的保存期后，细胞中的某些变化可使器官更容易受到再灌注损伤的破坏而导致可逆性损伤。

04.038　缺血预适应　ischemic preconditioning
在接受短暂的缺血刺激后供者对缺血损伤的耐受性增强，明显延长产生不可逆损伤的时间。通过减少内皮细胞的脱落和基质–金

04.041　原发性移植物功能不全　primary graft dysfunction, PGD
移植术后 7～10 天无明确的技术性或免疫性原因而发生的急性脏器功能障碍。

05. 器官移植围手术期与术后管理

05.001　围手术期　perioperative period
术前准备、移植手术中和术后康复时期的统称。

05.002　终末期肝病模型　model for end-stage liver disease, MELD
又称"MELD 评分"。主要应用血清胆红素、凝血酶原时间国际标准化比值和血清肌酐指标来评价终末期肝病的评分系统。用于年龄≥12 岁的患者。计算公式为 $R=0.957 \times \ln(肌酐, mg/dl)+0.378 \times \ln(胆红素, mg/dl)+1.120 \times \ln(INR)+0.643 \times (病因: 胆汁淤积性和酒精性肝硬化为 0，其他原因为 1)$。其 R 值越高，风险越大，生存率越低。

05.003　儿童终末期肝病模型　pediatric end-stage liver disease model, PELD model

又称"PELD 评分"。用于判断儿童终末期肝脏疾病严重程度的评分系统。由美国儿童肝移植注册系统提出。应用的指标包括：凝血酶原时间的国际标准化比值（INR），总胆红素（TB），血清白蛋白（Alb）。PELD 评分 $= 0.480 \times \ln(TB)+1.857 \times \ln(INR)-0.687 \times \ln(Alb)+0.436(如年龄<1 岁)+0.667(发育障碍)$。TB 单位为 mg/dl，Alb 单位为 g/dl。

05.004　蔡尔德–皮尤改良评分　Child-Turcotte Pugh score, CTP score
又称"Child-Pugh 改良分级评分""CTP 评分"。一种临床上常用的对肝硬化患者肝脏储备功能进行量化评估的分级标准。最早由蔡尔德（Child）于 1964 年提出，将肝脏储备功能分为 A、B、C 三级，预示着三种不同严重程度的肝脏损害。此后由皮尤（Pugh）进行改良。

05.005 围手术期乙肝防治 prophylaxis and treatment of HBV during perioperative period

围手术期(尤指肝移植)采取的防治乙肝复发的手段。

05.006 免疫诱导治疗 immune induction therapy

给予受者相应的抗体处理,以降低器官移植术后急性排斥反应的发生率,改善移植受者生存和移植物长期存活的免疫治疗手段。

05.007 细菌定植 bacterial colonization

各种微生物(细菌)从不同环境落到人体,并能在一定部位定居和不断生长、繁殖后代。

05.008 移植后血管并发症 vascular complications after transplantation

移植后动脉、静脉发生的一系列并发症。如血栓形成、血管狭窄、动脉瘤、血管破裂等。

05.009 连续性血液透析滤过 continuous venous(arterio)-venous hemodiafiltration

在连续性静脉–静脉血液滤过技术的基础上,在滤器的膜外附加透析液的连续的肾脏替代治疗。可使溶质清除率增加约40%,提高血液净化的效率。

06. 免疫抑制治疗

06.001 冲击治疗 implosive therapy

器官移植发生排斥反应时短期内使用大剂量的免疫抑制药物,主要是静脉给药,以逆转排斥反应,维持移植器官功能的一种治疗方法。

06.002 维持治疗 maintenance therapy

移植患者围手术期结束后,受者的免疫抑制治疗。受者此时一般状况良好,移植器官功能稳定,无排斥、感染等发生,依据个体化原则使用免疫抑制剂,有效地预防排斥反应。

06.003 序贯治疗 sequential therapy

器官移植免疫抑制治疗过程中,加用或以一种药物替代前一种或几种药物的治疗。可降低药物的毒副作用,增强疗效,提高患者对治疗的依从性。

06.004 个体化原则 principle of individuation

对不同移植个体应用最适合的免疫抑制剂组合和剂量,使免疫抑制剂达到剂量与疗效的最优化,即剂量的最小化,疗效的最大化,不良反应最小化。

06.005 抗代谢药物 antimetabolite

化学结构与天然代谢产物相似的化合物。在代谢反应中能与正常代谢产物相拮抗,减少正常代谢物参与反应的机会,抑制正常代谢过程。能降低外周淋巴细胞数量、减少抗体的形成、抑制机体免疫反应,故除用于抗癌外,也用于器官移植后抗排斥反应,包括硫唑嘌呤、霉酚酸酯、来氟米特等。

06.006 钙调神经蛋白抑制剂 calcineurin inhibitor, CNI

通过作用于钙调依赖性蛋白磷酸酶(PP2B),抑制 Ca^{2+} 依赖的细胞过程,产生免疫抑制作用的药物。

06.007 哺乳类雷帕霉素靶分子抑制剂 inhibitor of mammalian target of rapamycin

抑制哺乳类雷帕霉素靶蛋白(mTOR)信号

通路的免疫抑制剂。常用药物是雷帕霉素，其选择性抑制 IL-2 诱导的 p70 S6 激酶磷酸化与功能活化，促使 4E-BP1/PHAS1 去磷酸，加强与 eIF4E 的结合并使之失活，并能阻断蛋白质合成和诱导细胞循环停滞在 G_1 期，导致免疫抑制作用。

06.008 T 细胞导向免疫抑制剂 immuno-suppressant of T cell target
通过影响或作用于 T 细胞增殖、分化、成熟等各种途径产生免疫抑制的一类药物。包括环孢素、他克莫司、西罗莫司等。

06.009 环磷酰胺 cyclophosphamide
氮芥与磷酰胺基结合而成的化合物。是临床常用的烷化剂类免疫抑制剂。用于治疗各种自身免疫性疾病，即抑制细胞增殖，非特异性杀伤抗原敏感性小淋巴细胞并限制其转化为免疫母细胞。

06.010 抗淋巴细胞血清 antilymphocyte serum, ALS
由人淋巴细胞或胸腺免疫马、羊和兔等动物后经分离提纯制取的生物制剂。具有强有力的免疫抑制活性，可显著减少血液循环和淋巴器官内的 T 细胞，并抑制其生长。

06.011 莫罗单抗-CD3 muromonab-CD3
针对 CD3 抗原的特异性抗体。为免疫球蛋白 IgG2a 与 T 细胞受体结合后，通过调理作用使 T 细胞被单核–吞噬细胞系统吞噬清除，并使 T 细胞表面抗原成分改变，成为免疫无反应性淋巴细胞，或提供活化信号，导致 T 细胞程序性裂解、死亡。

06.012 人源化抗 CD154 单克隆抗体 hu-man anti-CD154 monoclonal antibody
通过阻断共刺激通路 CD40 与 CD154 的结合，阻止同种移植物的排斥反应和移植物抗宿主病的抗体。能改变自身免疫的进程，阻止由激活的巨噬细胞和内皮细胞所介导的炎症反应。

06.013 巴利昔单抗 basiliximab
一种基因重组制备的人/鼠嵌合型单克隆抗体。与激活的 T 细胞 IL-2 上的 TacCD25 亚单位结合，对 T 细胞增殖产生竞争性的阻断作用。是一种强有力、高度特异性的抗 IL-2R 免疫抑制剂。

06.014 利妥昔单抗 rituximab
一种非结合型人鼠嵌合型抗 CD20 单克隆抗体。能特异性与前 B 细胞和成熟 B 细胞的跨膜抗原 CD20 结合，通过不同抗体的依赖性细胞介导的细胞毒性作用（ADCC）启动介导 B 细胞溶解的免疫反应。用于高致敏患者的诱导治疗及抗排斥反应治疗。

06.015 英夫利昔单抗 infliximab
一种人鼠嵌合型抗 TNF-α 单克隆抗体。可特异性地结合可溶性及膜结合型 TNF-α，从而抑制 TNF-α 引起的免疫炎症反应。

06.016 阿仑单抗 alemtuzumab
一种人源化的抗 CD52 的 IgG1K 单克隆抗体。主要通过抗体依赖的细胞毒作用及补体作用导致细胞溶解，从而达到定向杀伤表达 CD52 细胞的作用，减少了传统免疫抑制剂的用量，对治疗糖皮质激素抵抗性的排斥反应及移植物抗宿主病有较好的效果，且不增加感染发生率。

07. 器官移植影像学

07.001 器官移植影像学 organ transplanta-tion imaging
通过医学影像学的辅助,对各种移植疾病和移植后并发症进行综合诊断的学科。

07.002 超声诊断 ultrasonic diagnosis
将超声检测技术应用于人体,通过测量了解生理或组织结构的数据和形态,发现疾病并做出提示的一种诊断方法。

07.003 二维超声检查 two dimensional ultrasonography
从二维空间显示器官和组织不同方位的断层结构、毗邻关系与动态变化的一种超声影像检查技术。是应用最广、影响最大的超声检查。

07.004 多普勒效应 Doppler effect
当波源与观察者的相对位置发生变化时,观察者接收到的波的频率会发生变化的现象。

07.005 彩色多普勒血流成像 color Doppler flow imaging, CDFI
又称"二维多普勒血流显像"。将所得的血流信息经相位检测、自相关处理、彩色灰阶编码,把平均血流速度资料以彩色显示,并将其组合,叠加显示在 B 型灰阶图像上的一种超声影像检查技术。

07.006 动脉阻力指数 artery resistance index
彩色多普勒血流成像检查中反映动脉血流阻力的指标。计算方法是 E 峰流速减去 A 峰流速,再除以 E 峰流速。

07.007 脉冲波多普勒成像 pulsed wave Doppler imaging
由同一个或一组晶片发射并接收超声波,用较少的时间发射,而用更多的时间接收的一种超声影像检查技术。采用深度选通(或距离选通)技术进行定点血流测定,因此该成像具有很高的距离分辨率,也可对血流的性质做出准确的分析。

07.008 连续波多普勒成像 continuous wave Doppler imaging
采用两个或两组晶片,由其中一组连续地发射超声,而由另一组连续地接收回波的一种超声影像检查技术。具有很高的速度分辨率,能检测到较高速的血流,但缺乏距离分辨能力。

07.009 彩色多普勒能量图 color Doppler energy image, CDE image
利用血流中红细胞的密度散射强度或能量分布,亦即单位面积红细胞通过的数量及信号振幅大小进行成像的技术。

07.010 超声造影 ultrasonic contrast
又称"声学造影"。利用对比剂使后散射回声增强,明显提高超声诊断的分辨率、敏感性和特异性的技术。

07.011 声阻抗 acoustic impedance
媒质中声的吸收,等于界面声压与通过该面的声通量(质点流速或体速度乘以面积)之比。

07.012 介入[性]超声 interventional ultra-sound
在超声引导下,经皮肤对各脏器超声下可见病变进行穿刺活检或治疗的诊疗方法。是一项影像与病理相结合、诊断与治疗相结合的技术。

07.013　术中 B 超定位　intraoperative B-ultrasound localization
在手术中应用超声来指引手术入路,确定操作范围,从而使手术难度相对降低,减轻术中副损伤。

07.014　计算机体层成像　computed tomography, CT
又称"计算机体层摄影"。利用 X 射线束对人体某选定部位逐层扫描,通过测定透过 X 射线剂量,经数字化处理得出该扫描层面组织各个单位容积的吸收系数,然后重建图像的一种成像技术。

07.015　CT 值　CT number
物质的衰减系数与水的衰减系数之差再与水的衰减系数相比之后乘以 1000 所得的量。单位是 Hu。其不是一个绝对值,而是一个相对值,代表 X 射线穿过组织被吸收后的衰减的值。

07.016　多层螺旋 CT　multi-slice spiral CT
一次扫描旋转过程中能同时获得数个层面图像投影数据的成像系统。能明显减少获得容积扫描数据的扫描时间,提高长轴方向的空间分辨率。

07.017　磁共振成像　magnetic resonance imaging, MRI
利用生物体内特定原子核在磁场中所表现出的磁共振现象而产生信号,经空间编码、重建而获得影像的一种成像技术。

07.018　影像存储与传输系统　picture archiving and communicating system, PACS
用于获取、查看、存储和分发数字医疗影像的电子系统。

07.019　部分容积效应　partial volume effect
电子计算机体层扫描图像上各个像素的数值代表相应单位组织全体的平均电子计算机体层扫描值的现象。不能如实反映该单位内各种组织本身的电子计算机体层扫描值。

07.020　磁共振　magnetic resonance
具有磁矩的原子核在高强度磁场作用下,可吸收适宜频率的电磁辐射,由低能态跃迁到高能态的现象。如 ^1H、^3H、^{13}C、^{15}N、^{19}F、^{31}P 等原子核,都具有非零自旋而有磁矩,能显示此现象。由磁共振提供的信息可以分析各种有机物和无机物的分子结构。

07.021　伪影　artifact
受检物体并不存在而在图像上却出现各种形态的影像的现象。

07.022　卷褶伪影　wrap artifact
当受检物体的尺寸超出视野的大小,视野外的组织信号将被折叠到图像的另一侧。

07.023　化学位移伪影　chemical shift artifact
如果以水分子中的质子的进动频率为磁共振成像的中心频率,脂肪信号在频率编码方向上将向梯度场强较低(进动频率较低)的一侧错位的现象。

07.024　T_1 加权成像　T_1 weighted imaging
主要反映组织间 T_1 特征参数的磁共振成像方式。反映组织间 T_1 的差别,有利于观察解剖结构。

07.025　T_2 加权成像　T_2 weighted imaging
主要反映组织间 T_2 特征参数的磁共振成像方式。反映组织间 T_2 的差别,有利于观察病变组织。

07.026　弛豫　relaxation
原子核从激发的状态恢复到平衡排列状态的过程。

07.027 纵向弛豫 transversal relaxation
纵向磁化矢量从最小值恢复至平衡状态的 63%的过程。

07.028 横向弛豫 transverse relaxation
横向磁化矢量由最大值衰减至37%的过程。

07.029 弛豫时间 relaxation time
弛豫过程所需的时间。

07.030 纵向弛豫时间 transversal relaxation time
纵向磁化矢量从最小值恢复至平衡状态的 63%所经历的弛豫时间。是衡量组织纵向磁化衰减快慢的尺度。

07.031 横向弛豫时间 transverse relaxation time
横向磁化矢量由最大值衰减至37%所经历的时间。是衡量组织横向磁化衰减快慢的尺度。

07.032 空间分辨率 spatial resolution
又称"高对比度分辨率(high contrast resolution)"。在高对比度的情况下鉴别细微结构的能力。即显示最小体积病灶或结构的能力。

07.033 流空效应 flowing void effect
心血管内的血液流动迅速,使发射磁共振信号的氢原子核离开接收范围,测不到磁共振信号的现象。在 T_1 加权像或 T_2 加权像中均呈黑影,使心腔和血管显影。

07.034 充盈缺损 filling defect
造影时,由于病变向腔内突出形成肿块,即在管腔内形成占位性病变,造成局部对比剂缺损的现象。

07.035 门静脉海绵样变 cavernous transformation of the portal vein, CTPV
肝门部或肝内门静脉分支慢性部分性或完全性阻塞后,导致门静脉血流受阻,引起门静脉压力增高,为减轻门静脉压力,在门静脉周围形成侧支循环或阻塞后的再通。

07.036 介入放射学 interventional radiology
以影像诊断为基础,并在影像设备的导向下,将特定的诊疗器械导入病变的相关部位,进行非手术的治疗或取得病原学、病理学等诊断材料的学科。具有创伤性小、疗效高、诊疗相结合等优点。

07.037 对比剂 contrast medium
又称"造影剂"。为增强影像观察效果而注入(或服用)人体组织或器官的化学制品。分为阳性对比剂和阴性对比剂两种。

07.038 阳性对比剂 positive contrast medium
密度高于人体软组织的对比剂。

07.039 阴性对比剂 negative contrast medium
密度低于人体软组织的对比剂。

07.040 造影检查 contrast examination
对于缺乏自然对比的结构和器官,可将密度高于或低于该结构或器官的物质人为地引入器官内或其周围间隙,使之产生对比以显影的方法。

07.041 血管成像 angiography
将对比剂引入靶血管内,使目的血管显影的成像技术。

07.042 CT 血管成像 computed tomography angiography, CTA
经静脉注入对比剂后,利用电子计算机体层扫描对包括靶血管在内的受检层面进行连续不间断的薄层立体容积扫描,然后运用计算机进行图像后处理,最后使靶血管立体显示的血管成像技术。

07.043　胆道成像　cholangiography
对比剂经一定方法和渠道进入胆道后,使胆道造影部位的轮廓及病变图像能在 X 射线片上清楚显示出来的技术。

07.044　CT 胆道成像　computed tomography cholangiography
静脉注入胆道对比剂进行螺旋电子计算机体层扫描胆道成像的一种技术。应用于胆道疾病的诊断。

07.045　经导管动脉化疗栓塞[术]　transcatheter arterial chemoembolization, TACE
将导管选择性或超选择性插入肿瘤供血靶动脉后,以适当的速度注入适量的栓塞剂,使靶动脉闭塞,引起肿瘤组织缺血坏死的技术。使用抗癌药物或药物微球进行栓塞可起到化疗性栓塞的作用。

07.046　经颈静脉肝内门腔内支架分流[术]　transjugular intrahepatic portosystemic stent-shunt, TIPSS
采用特殊的介入治疗器械,在 X 射线透视引导下,经颈静脉入路,建立肝内的位于肝静脉及门静脉主要分支之间的人工分流通道,并以金属内支架维持其永久性通畅,达到降低门静脉高压后控制和预防食管胃底静脉曲张破裂出血,促进腹水吸收的技术。

07.047　经皮腔内血管成形[术]　percutaneous transluminal angioplasty, PTA
经导管等器械扩张再通动脉粥样硬化或其他原因所致的血管狭窄或闭塞性病变的技术。

07.048　经皮经肝胆道球囊扩张[术]　percutaneous transhepatic biliary ballon dilatation
经导管等器械扩张再通肝移植术后瘢痕挛缩或炎症及肿瘤压迫等原因所致的胆道狭窄或闭塞性病变的技术。

07.049　经皮经肝胆道支架置入[术]　percutaneous transhepatic biliary stents placement
在超声等影像设备引导下穿刺胆道成功后,经导管等器械将支架置于狭窄部位,从而解除胆道梗阻的一种介入治疗方法。

07.050　选择性肝动脉造影　selective hepatic arteriography
将导管插入肝动脉,然后注入对比剂使其显影,进而进行摄片的技术。以了解该部位及其周围的情况。

07.051　磁共振血管成像　magnetic resonance angiography, MRA
利用血液流动的磁共振成像特点,显示血管和血流信号特征的一种成像技术。

07.052　磁共振胆胰管成像　magnetic resonance cholangiopancreatography, MRCP
通过增加回波时间,获得加权成像,胆胰管内由于富含静止或流动缓慢的自由水而表现为极高信号,背景结构则为极低信号,经图像后处理技术,清晰显示胆管树和胰管的成像技术。

07.053　经内镜逆行胆胰管成像　endoscopic retrograde cholangiopancreatography, ERCP
在透视下插入内镜到达十二指肠降部,再通过内镜把导管插入十二指肠乳头,注入对比剂以显示胆胰管的成像技术。

07.054　活体肝移植胆道成像　living liver transplantion cholangiography
在活体肝移植术中注入对比剂以显示胆管系统的一种成像技术。

07.055　CT 灌注成像　computed tomography perfusion imaging

利用动态增强计算机体层成像和影像后处理技术，在静脉注射对比剂的同时，对选定的层面进行连续多次扫描，获得层面内兴趣区的时间–密度曲线。并利用不同的数学模型，获得组织血流灌注的各项参数，以此评价组织器官的灌注状态。

07.056　经皮穿刺肝胆道成像　percutaneous transhepatic cholangiography, PTC
在透视引导下经体表直接穿刺肝内胆管，并注入对比剂以显示胆管系统的成像技术。

07.057　磁共振尿路成像　magnetic resonance urography, MRU
利用磁共振水成像原理，对尿路中的尿液成分进行成像的技术。能清晰地显示肾脏集合系统、输尿管和膀胱。

07.058　CT 尿路成像　computed tomography urography
经患者静脉注入对比剂后，通过肾脏的分泌功能使肾盏、肾盂及输尿管、膀胱充盈，利用 CT 对包括靶器官在内的受检层面进行连续的薄层容积扫描，然后运用计算机进行图像后处理，从而可一次性获得包括肾盏、

肾盂、输尿管、膀胱在内的整个泌尿系统立体显示的成像技术。

07.059　静脉肾盂造影　intravenous pyelography
对比剂经静脉注入体内后，几乎全部以原型经肾小球滤过、肾小管浓缩排出使肾显影的造影技术。不仅可以显示肾盂、肾盏、输尿管及膀胱内腔的解剖形态，还可以了解两肾的排泄功能。

07.060　选择性冠状动脉造影　selective coronary arteriography
利用血管造影机，通过特制定型的心导管经皮穿刺入下肢股动脉，沿降主动脉逆行至升主动脉根部，然后探寻左或右冠状动脉口插入，注入对比剂，使冠状动脉显影，显示整个左或右冠状动脉的主干及其分支的血管腔的造影技术。

07.061　同位素肾图　radioisotope renography
利用同位素敏感的检测特性评估肾功能的一种方法。可分别测定左右肾脏的滤过功能。在活体肾移植时决定哪一侧肾更适合作为供肾具有重要价值。

08. 器官移植麻醉学

08.001　器官移植麻醉学　organ transplantation anesthesiology
应用于器官移植手术的临床麻醉、生命机能调控、重症监测治疗和疼痛诊疗的学科。

08.002　药代动力学　pharmacokinetics
描述药物在体内随时间变化的规律的学科。主要研究机体如何处置药物的过程，包括药物的吸收、分布、代谢和排泄等。

08.003　药效动力学　pharmacodynamics

主要研究药物对机体的作用与作用机制，以阐明药物防治疾病规律的学科。包括药理效应、治疗作用和毒理反应等。

08.004　时量相关半衰期　context-sensitive half-time
持续静脉输注某种药物一定时间后停药，药物血浆浓度下降 50% 所需要的时间。

08.005　全凭静脉麻醉　total intravenous anesthesia

麻醉诱导和维持均采用静脉麻醉药物完成的麻醉方法。

08.006 靶控输注 target-controlled infusion
通过应用微机控制的静脉输注系统,以药代动力学和药效动力学原理为基础,来设定和调节(血浆或效应室)的药物靶浓度以维持合适的麻醉深度,满足临床麻醉需要的一种给药方法。

08.007 最低肺泡有效浓度 minimal alveolar concentration
吸入麻醉药在一个大气压下与纯氧同时吸入时,能使 50%患者在切皮时不发生摇头、四肢运动等反应的肺泡内吸入麻醉药浓度。

08.008 加速康复麻醉 fast-track anesthesia
加速康复手术临床路径下围手术期麻醉管理方法。旨在促进一些复杂手术患者能在术后数小时内或手术室内早期拔除气管内导管,提高围手术期的监护效率。

08.009 早期拔管 early extubation of the trachea
在一些复杂手术患者术后数小时内拔除气管内导管。

08.010 患者自控镇痛 patient-controlled analgesia
使用专门设计的多功能、具有安全控制系统的微电脑输液泵,由麻醉医师设定给药方案和剂量,患者感觉疼痛时通过按压给药按钮自行给药,以满足镇痛治疗个体化需要。可提高镇痛效果和患者满意度,并节省用药且副作用较少。

08.011 霍夫曼消除 Hofmann elimination
季铵化合物在碱性介质中除去 β 位氢原子和使 α 位 C—N 键自动断裂而降解的方式。温度和 pH 升高可加快消除。

08.012 心排血量 cardiac output
心脏每分钟泵至周围循环的血量。等于心率和每搏量的乘积。

08.013 术中知晓 intraoperative awareness
全身麻醉下的患者在手术过程中出现了有意识的状态,并且在术后可回忆术中发生的与手术相关联的事件。

08.014 清醒气管内插管法 conscious intubation
在患者清醒状态下,通过鼻腔或口腔黏膜表面麻醉、环甲膜穿刺麻醉等技术,患者自主配合下实施气管内插管的方法。凡估计气管内插管有困难,或存在气道不完全梗阻,如痰多、咯血、颈部肿块压迫气管,消化道梗阻,饱胃等情况以选用清醒气管内插管为宜。

08.015 脑电双频指数 bispectral index
将提取的脑电图信号经过量化处理,用于监测围手术期患者的镇静程度。用数字 0 ~ 100 反映患者的意识状态,100 表示清醒,0 表示脑电等电位。

08.016 全身麻醉后苏醒延迟 delayed recovery after general anesthesia
全身麻醉后超过 2 小时意识仍不恢复,呼唤不能睁眼,不能握手,对痛觉刺激无明显反应的状态。

08.017 控制性降压 controlled hypotension
在全身麻醉手术期间,在保证重要脏器氧供的情况下,使用降压药物与技术等,人为地将平均动脉压降至 50~65mmHg,使手术出血量随血压的降低而相应减少,以防止重要器官的缺血性损害,终止降压后血压迅速恢复至正常水平,不产生永久性器官损害。

08.018 低中心静脉压 low central venous pressure
应用静脉放血、限制输液、药物调控和改变

体位等多种方法使患者术中中心静脉压维持在 6mmHg 以下，通过降低肝静脉系统压力以达到减少术中出血和输血的目的。

08.019　输血相关性急性肺损伤　transfusion-related acute lung injury
在输入含血浆的血液制品期间或 6 小时内新发生的急性肺损伤，需排除其他危险因素引起的急性肺损伤。

08.020　肺隔离技术　lung isolation technique
通过双腔气管导管、单腔支气管导管及单腔支气管堵塞导管等将两肺分隔并能进行单肺通气，以达到隔离患侧肺，防止患侧液性分泌物流入健侧的技术。

08.021　围手术期低温　perioperative hypo-thermia
在围手术期患者核心温度低于36℃。麻醉对体温调节系统的抑制是导致围手术期低体温的最主要原因。

08.022　急性血液稀释　acute hemodilution
在围手术期使血管内血容量中细胞成分相对或绝对减少。按照血液稀释时机体血容量状态的不同可分为急性等容量血液稀释、急性高容量血液稀释和急性非等容量血液稀释。

08.023　循环隔离　circulation isolation
器官血管被阻断后不再发挥任何作用，对所有的药物及其代谢产物的排泄功能也停止的情况。

08.024　再灌注后综合征　post reperfusion syndrome
移植器官血管重新开放后，剧烈的血流动力波动造成严重低血压、心率减慢、体循环阻力降低、肺动脉压增高的表现。其表现在门静脉开放后动脉收缩压下降超过 30mmHg，时间超过 5 分钟。

08.025　预防性镇痛　preventive analgesia
通过对患者术前、术中和术后全程的疼痛管理，达到预防中枢和外周敏化的效果，从而减少急性疼痛向慢性疼痛转化的镇痛模式。

08.026　多模式镇痛　multimodal analgesia
联合应用各种方法或药物，从而达到减少阿片类药物的用量及其不良反应目的的镇痛模式。

09. 器官移植病理学

09.001　器官移植病理学　organ transplanta-tion pathology
病理学与器官移植学结合的交叉学科。供者和受者之间施行器官移植术后会发生移植物的多种病理学改变，通常包括缺血-再灌注损伤、排斥反应、药物性损伤、感染及疾病复发等多种并发症，常需通过移植物活检来进行病理学诊断。

09.002　中央静脉周围炎　central perivenu-litis, CP
曾称"小叶中央性排斥""小叶中央性坏死""小叶中央性缺血性坏死""中央静脉炎""小叶中央性炎"。以围绕中央静脉的Ⅲ带区域单核细胞浸润，伴或不伴肝细胞脱失为基本特征，多是由免疫介导的一种排斥反应性病变。

09.003　门管区型 ACR 组织学诊断三联征　portal area-ACR histological triad
移植肝急性排斥反应的表现。包括门管区混合性炎症细胞浸润、小胆管上皮损伤、小叶间静脉或中央静脉血管内皮炎。

09.004　移植后浆细胞性肝炎　post-transplant plasma cell hepatitis
以非自身免疫性肝炎的受者在原位肝移植后于移植肝内出现显著的浆细胞浸润为特征。一般无静脉内皮炎、胆管损伤和混合性炎症细胞浸润等急性排斥反应的典型组织学表现，以及无机械性胆管并发症、肝动脉血栓或狭窄、非嗜肝性病毒感染及药物性肝损伤的证据。

09.005　移植后特发性肝炎　idiopathic post-transplantation hepatitis
移植后不明原因导致的慢性肝炎。可能引起肝脏进行性纤维化，最终导致肝硬化。组织学表现与普通慢性肝炎相似。

09.006　移植后新生自身免疫性肝炎　post-transplantation de novo autoimmune hepatitis
因非自身免疫性肝病而行肝移植后，出现类似于自身免疫性肝炎的症状和体征。需结合血清学、分子生物学和组织病理学才能诊断。组织学表现与自身免疫性肝炎相似。

09.007　门管区型急性排斥反应　portal area acute rejection, PAAR
一种细胞免疫介导的损伤。直接作用于血管内皮细胞和胆管上皮细胞。经典的门管区型急性排斥反应具有门管区型 ACR 组织学诊断三联征。

09.008　中央静脉周围炎型急性排斥反应　central perivenulitis acute rejection, CPAR
中央静脉内皮炎、中央静脉周围肝细胞坏死/脱失伴单核细胞浸润，以及周围血窦充血、出血和桥接坏死等一组病理改变的总称。有别于经典的门管区型急性排斥反应。

09.009　班夫分类法　Banff classification
为使移植肾各种不同病理表现有一个统一的分类和分级方法，在加拿大班夫举行了一系列会议，并与美国国立卫生研究院（NIH）资助的一项研究独立制定的一种分类法相结合而产生。

09.010　移植肾功能延迟　delayed renal graft function
术后移植肾功能暂时未恢复，需要透析继续替代治疗过渡的状态。

09.011　移植肾活检　renal graft biopsy
通常在超声引导或手术直视下，将活检装置刺入肾目标区域后取移植肾组织进行病理检查的方法。

09.012　程序性活检　protocol biopsy
肾移植术后对移植肾定期进行的活检。对移植肾极早期微小病理改变进行及时诊断和分类，以尽早行个体化干预。

09.013　急性肾小管坏死　acute renal tubular necrosis
由各种病因引起肾缺血和（或）肾毒性损害导致肾功能急骤、进行性减退而出现的临床综合征。移植肾缺血再灌注损伤引起急性肾小管坏死，可导致移植肾功能延迟恢复。

09.014　血栓微血管病　thrombotic microangiopathy, TMA
一类由不同原因导致微血管血栓形成，引起以微血管病性溶血性贫血、血小板减少、血管内血栓形成和脏器功能障碍为特征的临床病理综合征。

09.015　慢性移植肾肾病　chronic renal graft nephropathy
一种以慢性移植肾功能减退为主要表现的临床综合征。免疫源性因素及非免疫源性因素均可诱发。

09.016 肾小管炎 tubulitis
一种肾间质内单个核细胞通过肾小管基底膜侵入肾小管上皮细胞内的病理表现。提示可能存在细胞介导的排斥反应。

09.017 动脉内膜炎 endoarteritis
急性排斥反应累及动脉血管分支,造成动脉不同程度损伤的一种病理表现。发生机制主要为移植物动脉内皮细胞表面表达的人类白细胞抗原及内皮细胞抗原为受者免疫系统识别而产生的免疫反应。包括细胞性和体液性排斥反应因素。表现为动脉内膜下浸润单个核细胞,内皮细胞肿胀,内膜水肿,管腔狭窄,严重时可累及中膜。

09.018 透壁性动脉炎 transmural arteritis
严重的急性排斥反应累及动脉的一种病理改变。表现为血管壁全层坏死。

09.019 管周毛细血管炎 peritubular capillaritis, PTC
肾小管周围的毛细血管腔内单个核细胞浸润的一种病理表现。为内皮细胞炎症波及所致。

09.020 C4d 沉积 C4d deposition
在移植肾肾小管周围的毛细血管壁上 C4d 补体片段免疫组化染色阳性的一种病理表现。反映体内存在较活跃的体液免疫,是诊断体液性排斥反应的主要分子学依据。

09.021 肾间质纤维化肾小管萎缩 interstitial fibrosis and tubular atrophy
移植肾中未发现特定致病因素所致的病变,从而表现为肾小管不同程度的萎缩及肾间质不同程度的纤维组织增生的一种病理表现。

09.022 移植物肾小球病 graft glomerulopathy
慢性排斥反应的肾小球病理改变。表现为肾小球毛细血管基底膜呈双轨化,毛细血管腔内可见单个核细胞浸润。

09.023 慢性移植物动脉血管病 chronic graft arteriopathy
动脉内膜纤维性增生形成新生内膜,并在增生的纤维组织内伴有炎症细胞浸润的一种病理表现。

09.024 钙调磷酸酶抑制剂中毒 calcineur inhibitor toxicity
在长期使用钙调磷酸酶抑制剂后出现的肾脏中毒的一种病理变化。表现在不伴有移植术后高血压或糖尿病的前提下,动脉管壁外周可见结节样透明变性,肾小管上皮细胞内可见细小的空泡变性。

09.025 腺泡中央型肺气肿 centriacinar emphysema
肺腺泡中央的呼吸性细支气管呈囊状扩张,而肺泡管和肺泡囊扩张不明显的一种病理变化。其病变上叶常见且严重。

09.026 全腺泡型肺气肿 panacinar emphysema
呼吸性细支气管、肺泡管、肺泡囊、肺泡均弥散性扩张的一种病理变化。常与 α_1-抗胰蛋白酶缺乏有关。

09.027 肺纤维化 pulmonary fibrosis
成纤维细胞增殖及细胞外基质沉积并伴有炎性损伤的一种终末期肺病病理变化。

09.028 非干酪样肉芽肿 non-caseating epithelioid cell granulomas
由上皮样细胞、淋巴细胞和多核巨细胞组成的无干酪样坏死的肉芽肿。可见于结节病。

09.029 纤维素样坏死 fibrinoid necrosis
结缔组织及小血管的坏死性病变。常伴有炎症细胞浸润,弹力纤维染色可见内膜弹力纤维破坏。

09.030 丛状病变 plexiform lesion

肺动脉高压特异性肺血管性的病变。表现为血管扩张，肺动脉壁内多发增生小血管。

09.031 弥漫性肺泡损伤 diffuse alveolar damage, DAD
原发性肺失功的病理变化。镜下可见肺泡及间质水肿，随着病程迁移可有透明膜形成。

09.032 闭塞性细支气管炎 bronchiolitis

obliterans, BO
闭塞性细支气管炎综合征的病理变化。以终末细支气管与呼吸性细支气管周围炎症和纤维化导致的管腔狭窄甚至闭塞为特征。

09.033 移植物血管硬化 graft arteriosclerosis
慢性血管性排斥反应的病理变化。表现为移植肺中小动脉和小静脉内膜进行性纤维性增厚。

10. 肝 移 植

10.01 活体肝移植

10.001 肝移植 liver transplantation
将一个健康的肝脏植入患者体内的手术。是治疗终末期肝病的唯一有效的方法。

10.002 活体肝移植 living liver transplantation
从健康的捐肝人体上切取部分肝脏作为供肝移植给患者的手术。

10.003 成人间活体肝移植 adult-adult living liver transplantation
捐献肝脏的供者和接受肝脏的受者均为成人的活体肝移植。

10.004 儿童间活体肝移植 child-child living liver transplantation
捐献肝脏的供者和接受肝脏的受者均为儿童的活体肝移植。

10.005 活体亲属肝移植 living related liver transplantation
捐献肝脏的供者和接受肝脏的受者之间有亲属关系的活体肝移植。

10.006 活体非亲属肝移植 living unrelated liver transplantation

捐献肝脏的供者和接受肝脏的受者之间无亲属关系的活体肝移植。

10.007 双供者活体肝移植 dual living liver transplantation
两位供者各捐献一部分肝脏，移植给同一个受者的手术。既保证供者的安全，又使受者获得足够功能大小的肝脏，避免发生小肝综合征。

10.008 活体肝移植知情同意 informed consent in living liver transplantation
医师向肝移植受者告知活体肝移植的各方面情况后，受者自愿同意并接受活体肝移植的过程。

10.009 全肝体积 total liver volume
预留肝体积与预计切除肝体积之和。

10.010 肝体积测量 liver volume evaluation
在横断位图像上，手工或结合密度阈值半自动方法勾画出全肝及右肝范围，标准的右半肝切面位于肝中静脉右侧大约 1cm（减少手术中渗血），重建出全肝及右半肝三维模型，计算相应的体积。

10.011 剩余功能性肝体积 remnant functional liver volume

剩余肝脏的功能性体积。其大小决定患者肝脏功能能否代偿。

10.012 肝脏切除安全限量 safety limit of liver resection

仅仅保留必需功能性肝体积的最大允许肝脏切除量。

10.013 必需功能性肝体积 essential functional liver volume

正常或病理状态下维持肝脏功能充分代偿所需的最小功能性肝体积。主要取决于功能性肝细胞的数量（体积）和肝细胞的功能状态。

10.014 标准肝体积 standard liver volume

生理状态下每个成人相对稳定的肝体积。其大小取决于人体的体表面积。

10.015 理想肝体积 estimated liver volume

机体所需的除了维持基本生理需求外，还能满足创伤修复和肝脏再生等需求的肝体积。

10.016 左半肝供肝活体肝移植 left lobe living liver transplantation

从健康的捐肝人体上切取左半肝作为供肝移植给患者的手术方式。肝中静脉可保留给右半肝或随左半肝一起移植。

10.017 右半肝供肝活体肝移植 right lobe living liver transplantation

从健康的捐肝人体上切取右半肝作为供肝移植给患者的手术方式。肝中静脉可保留给左半肝或随右半肝一起移植。

10.018 右半肝带肝中静脉供肝活体肝移植 right lobe with middle hepatic vein living liver transplantation

从健康的捐肝人体上切取右半肝作为供肝并将肝中静脉保留给右半肝一起移植给患者的手术方式。有利于保证移植右半肝尤其是Ⅴ、Ⅷ段的血液回流通畅，但会增加供者术后潜在风险。

10.019 右半肝血管架桥供肝活体肝移植 right lobe with middle vascular bridging living liver transplantation

从健康的捐肝人体上切取不包含肝中静脉的右半肝作为供肝移植给患者的手术方式。如果Ⅴ、Ⅷ段肝脏有粗大的静脉回流至肝中静脉，需要使用人工血管或冰冻血管架桥至下腔静脉，以防止出现Ⅴ、Ⅷ段回流障碍导致的肝脏淤血坏死。

10.020 左外叶供肝活体肝移植 left lateral lobe living liver transplantation

又称"Ⅱ、Ⅲ段肝脏移植"。从健康的捐肝人体上切取左外叶肝脏作为供肝移植给患者的手术方式。一般用于成人供给儿童肝脏的活体肝移植。

10.021 带尾状叶左半肝供肝活体肝移植 left lobe with caudate lobe living liver transplantation

进行左半肝活体肝移植时，在切取左半肝的同时，连同切除尾状叶一起作为供肝移植给患者的手术方式。

10.022 扩大右半肝供肝活体肝移植 expanded right lobe living liver transplantation

带肝中静脉的右半肝活体肝移植。

10.023 右后叶供肝活体肝移植 right posterior lobe living liver transplantation

从健康的捐肝人体上切取右肝后叶（Ⅵ、Ⅶ段）作为供肝移植给患者的手术方式。

10.024 活体供肝 living donated liver

由健康个体捐献的肝脏。

10.025　活体左半肝供肝　left lobe living donated liver

活体肝移植中从健康的捐肝人体上切取的左半肝。

10.026　包括肝中静脉的活体左半肝供肝　left lobe with middle hepatic vein living donated liver

活体肝移植中从健康的捐肝人体上切取的包含肝中静脉的左半肝。

10.027　不包括肝中静脉的活体左半肝供肝　left lobe without middle hepatic vein living donated liver

活体肝移植中从健康的捐肝人体上切取的不包含肝中静脉的左半肝。

10.028　活体左外叶供肝　left lateral lobe living donated liver

活体肝移植中从健康的捐肝人体上切取的左肝外侧叶。

10.029　活体单肝段供肝　single segment living donated liver

活体肝移植中从健康的捐肝人体上切取的单个肝段。

10.030　活体右半肝供肝　right lobe living donated liver

活体肝移植中从健康的捐肝人体上切取的右半肝。

10.031　包括肝中静脉的活体右半肝供肝　right lobe with middle hepatic vein living donated liver

活体肝移植中从健康的捐肝人体上切取的包含肝中静脉的右半肝。

10.032　不包括肝中静脉的活体右半肝供肝　right lobe without middle hepatic vein living donated liver

活体肝移植中从健康的捐肝人体上切取的不包含肝中静脉的右半肝。

10.033　活体双左叶供肝　dual left lobe living donated liver

活体肝移植中从两名健康的捐肝人体上分别切取并移植给同一个受者的两个左半肝。

10.034　活体右后叶供肝　right posterior segment living donated liver

活体肝移植中从健康的捐肝人体上切取的右后叶肝脏。

10.035　孤儿供肝　orphan donated liver

移植受者在手术过程中死亡,或因严重的粘连、出血等情况最终导致受者手术终止,但是此时活体供肝已经切取,无法找到受者,或必须移植给其他受者。

10.036　多米诺肝移植供肝　donated liver from domino liver transplantation

肝移植受者所要切除的肝脏作为供肝移植给其他患者,如同多米诺骨牌一样连续地进行移植,即前一位受者所切除的肝脏为下一位受者的供肝。是活体供肝的特殊类型。

10.037　尸体供肝　cadaveric donated liver

由已经死亡的个体作为捐献者提供的肝脏。

10.038　活体供者评估　living donor evaluation

对供者的亲属关系、年龄、身体健康状况、肝脏解剖结构等的评估。供者的选择是活体肝移植中重要且首先要面对的问题。做到既要保证供者的安全,又要保证受者必需的肝体积。

10.039　活体供者并发症　living donor complication

活体肝移植供者在捐献部分肝脏术后发生

的并发症。常见的有血管并发症、胆道并发症、腹水、腹腔脓肿等。

10.040　活体供者死亡　living donor death
活体肝移植供者因捐献部分肝脏后发生死亡。

10.041　小肝综合征　small for size syndrome
活体肝移植术后由于供肝的体积没有达到受者肝脏所需要的比例要求而导致的临床综合征。主要表现为术后肝脏功能障碍、高

胆红素血症、凝血障碍、顽固性腹水。

10.042　不可挽回之点　point of no return
在活体肝移植过程中,供者胆管的离断基本代表供者手术已经无法终止。

10.043　移植物受者体重比率　graft recipient weight ratio, GRWR
评估移植术后小肝综合征风险的重要指标。移植物与受者重量比,通常认为必须＞1%,若＜0.8%,则易发生小肝综合征。

10.02　特殊类型肝移植

10.044　特殊类型肝移植　special liver transplantation
各种辅助性肝移植、劈离式肝移植及边缘供者肝移植等的总称。

10.045　辅助性肝移植　auxiliary liver transplantation
保留患者肝或部分肝的情况下,将供者肝异位或原位植入受者体内,使肝衰竭患者得到临时的生命支持或使原肝缺失的代谢、解毒功能得到代偿的一种特殊类型的肝移植。

10.046　原位辅助性肝移植　orthotopic auxiliary liver transplantation
供肝植入部位为原位的辅助性肝移植。即切除患者的部分肝脏并将部分移植肝植入其空出的位置上。

10.047　异位辅助性肝移植　heterotopic auxiliary liver transplantation
供肝植入部位为异位的辅助性肝移植。

10.048　肾–门静脉吻合原位辅助性肝移植　reno-portal orthotopic auxiliary liver transplantation
在原位辅助性肝移植中,受者门静脉不解

剖,而将供肝门静脉与受者左肾静脉吻合完成移植肝门静脉重建的方式。

10.049　辅助性移植肝再利用　reuse of auxiliary liver graft
肝移植受者因某种原因死亡,如其移植肝功能正常,则可将其移植肝切取,作为另一患者的供肝。

10.050　劈离式肝移植　split liver transplantation, SLT
将一个供肝分割成两半,同时分别移植给两个不同受者的一种特殊类型的肝移植。

10.051　供肝体外劈离　donated liver *ex vivo* technique
供肝完成一般修整后进行胆道及动脉造影,了解具体解剖走行,根据两个受者的具体情况决定供肝血管、胆管的分配,并在体外进行肝实质的分割。

10.052　多米诺肝移植　domino liver transplantation
将供肝移植到第一个受者,受者的肝脏(多米诺供肝)再移植到第二个受者(多米诺受者)的特殊类型肝移植。这种多米诺供肝尽

管存在某些代谢性障碍,但肝脏其他功能如解毒、合成功能基本正常。

10.053 自体肝移植 liver autotransplantation
在半离体或离体状态下,采用低温灌注技术切除占位性病灶,然后修复保留的肝脏并植入体内的方法。

10.054 减体积肝移植 reduced-size liver transplantation
在受者腹腔较小而供肝体积相对较大,受者体腔不能容纳的情况下,切除部分供肝后再原位植入的方法。多应用于儿童肝移植或个体瘦小的移植患者,以解决供、受者肝体积不匹配的矛盾。

10.03 边缘供体肝移植

10.055 边缘供体肝移植 marginal donor liver transplantation
使用边缘供肝的肝移植手术。

10.056 边缘供肝 marginal donated liver
因存在各种危险因素易导致移植物生存率下降的供体。其肝脏用于肝移植手术。

10.057 扩大供肝选择标准 expanded donated liver selecting criteria
修正后的供体选择标准。临床上为了扩大供体来源,不断修正供体入选标准而采用更多的边缘供体。

10.058 ABO 血型不相容供肝 ABO-incompatible donated liver
供者为与受者 ABO 血型不相容的移植物肝脏。

10.059 乙肝病毒携带者供肝 hepatitis B virus carrier donated liver
供者为乙型肝炎病毒携带者的移植物肝脏。

10.060 丙肝病毒供肝 hepatitis C virus donated liver
供者为丙型肝炎患者的移植物肝脏。

10.061 脂肪变性供肝 steatosis donated liver
供者为肝脏脂肪变性患者的移植物肝脏。

10.062 老年供肝 older donated liver
年龄较大的供者捐献的肝脏。一般认为年龄超过 50 岁的供者移植效果多不理想,年龄超过 70 岁的供者与移植物的低生存率有明显相关性。目前对于老年供肝尚无确切的定义。

10.063 恶性肿瘤供肝 malignancy donated liver
患有或曾经患有恶性肿瘤疾病的供者提供的肝脏。其肝脏用于肝移植手术。一般认为,供者相关的肿瘤发生率非常低,其引起的受者死亡率亦非常低。

10.064 移植物再用供肝 reused liver donated liver
肝移植受者死亡时肝移植物功能正常并可切取再移植给其他受者使用的供肝。

10.065 边缘供肝风险指数 marginal donated liver risk index
用于评估使用边缘供肝的肝脏移植物的风险指数。

10.04 肝移植适应证与受者评估

10.066 卡罗利病 Caroli disease

又称"先天性肝内胆管囊状扩张症

(congenital cystic dilatation of intrahepatic duct)"。一种常染色体隐性遗传的先天性胆道疾病。表现为胆管上皮增生和囊状扩张。

10.067 克纳综合征 Crigler-Najjar syndrome
又称"先天性非梗阻性非溶血性黄疸"。一种由尿苷二磷酸葡萄糖醛酸转移酶缺乏引起的胆红素在全身累积的疾病。是少见的常染色体遗传病。

10.068 HELLP 综合征 hemolysis, elevated liver function and low platelet count syndrome
妊高症的严重并发症。以溶血、肝酶升高、血小板减少为特点,其发生可能与自身免疫机制有关。

10.069 尼曼–皮克病 Niemann-Pick disease
又称"鞘磷脂沉积病(sphingomyelinosis)"。一种常染色体隐性遗传的先天性糖脂代谢性疾病。其特点是全单核/巨噬细胞和神经系统有大量的含有神经鞘磷脂的泡沫细胞。

10.070 肝小静脉闭塞病 hepatic veno occlusive disease
肝小叶静脉和肝小静脉分支内皮肿胀、纤维化,从而引起管腔狭窄甚至闭塞,继而发生肝细胞萎缩、弥漫性肝纤维化。

10.071 α₁-抗胰蛋白酶缺乏症 α₁-antitrypsin deficiency
由血中抗蛋白酶成分 α_1-抗胰蛋白酶(α_1-AT)缺乏引起的一种先天性代谢病。呈常染色体遗传。临床特点为新生儿肝炎,婴幼儿和成人肝硬化、肝癌和肺气肿等。

10.072 巴德–基亚里综合征 Budd-Chiari syndrome
又称"布–加综合征"。由肝静脉或其开口以上的下腔静脉阻塞引起的以门静脉高压或门静脉和下腔静脉高压为特征的一组疾病。

10.073 暴发性肝衰竭 fulminant hepatic failure
患者先前无肝病而突然出现大量肝细胞坏死或肝功能显著异常,并在首发症状出现后8周内发生肝性脑病的一种综合征。

10.074 胆管细胞癌 cholangiocellular carcinoma
发生于肝内胆管上皮细胞的一种原发性肝癌。可能与肝内胆管结石、胆道寄生虫病、胆管囊样扩张等因素相关。常见症状有腹痛、全身不适、食欲缺乏、发热,肝门型还常以阻塞性黄疸为首发症状,且多为进行性。组织学上为典型腺癌。

10.075 多囊肝 polycystic liver
肝内有多个囊肿,半数以上的患者常合并有多囊肾。多囊肝常侵犯整个肝脏,也有少数多囊肝患者的病变局限于肝脏的一叶或半肝范围。

10.076 肝豆状核变性 hepatolenticular degeneration
又称"威尔逊病(Wilson disease)"。一种常染色体隐性遗传的铜代谢障碍性疾病。以铜代谢障碍引起的肝硬化、基底节损害为主的脑变性疾病为特点。

10.077 肝门部胆管癌 hilar cholangiocarcinoma
又称"克拉茨金瘤(Klatskin tumor)"。原发于胆囊管开口以上、肝总管与左右二级肝管起始部之间,主要侵犯肝总管、肝总管分叉部和左右肝管的胆管癌。

10.078 肝母细胞瘤 hepatoblastoma
一种具有多种分化方式的恶性胚胎性肿瘤。由类似于胎儿性上皮性肝细胞、胚胎性细胞及分化的间叶成分组成。

10.079　肝糖原贮积症　hepatic glycogen storage disease

一组较少见的婴幼儿先天性隐性遗传性糖原代谢障碍性疾病。因肝内葡萄糖-6-磷酸酶缺乏导致糖原分解或合成障碍,从而导致不同组织器官中糖原或异型糖原的过多累积,累及肝、肾、肌肉、脑和小肠等部位。

10.080　肝外胆道闭锁　atresia of the extra-hepatic bile duct

肝门部至十二指肠段的肝外胆道部分或全部闭塞,以致胆流受阻的疾病。闭锁多数发生在肝门部,组织学表现为胆管增生、胆汁淤积,不同程度的门静脉周围炎和纤维化。

10.081　肝细胞肝癌　hepatic cell carcinoma, HCC

起源于肝细胞恶性转化所形成的肿瘤。癌细胞呈多角形,核大,核仁明显,胞质丰富。癌细胞排列成巢状或索状,癌巢之间有丰富的血窦。癌细胞有向血窦内生长的趋势。

10.082　肝性脑病　hepatic encephalopathy

由急、慢性肝病或各种原因的门–体静脉分流引起,以代谢紊乱为基础的神经精神异常。

10.083　肝上皮样血管内皮瘤　hepatic epithelioid hemangioendothelioma

一种少见的肝血管肿瘤。肿瘤生长缓慢,预后不一,生物学上为临界肿瘤,介于良性血管瘤和恶性血管瘤之间。

10.084　肝血管肉瘤　hepatic angiosarcoma

又称"肝恶性血管内皮瘤"。由肝窦细胞异型增生引起的原发性恶性肿瘤。

10.085　肝炎性假瘤　inflammatory pseudo-tumor of liver

非肝实质性细胞成分的炎性增生病变,一种良性增生性瘤样结节。可能与创伤、感染及免疫、超敏反应等因素有关。

10.086　高草酸盐尿症　hyperoxaluria

尿液中草酸>40 mg/d,导致尿草酸钙饱和度增加,继而促使草酸钙结石形成的疾病。可分为原发性高草酸尿症、肠源性高草酸尿症、食源性高草酸尿症和特发性高草酸尿症。为常染色体隐性遗传病。临床表现为高草酸尿症和反复尿路结石。

10.087　高酪氨酸血症　hypertyrosinemia

一种因富马酰乙酰乙酸盐水解酶缺乏引起的酪氨酸代谢异常、严重肝损伤及肾小管缺陷的常染色体隐性遗传性疾病。

10.088　格拉斯哥昏迷指数　Glasgow coma scale

以运动反应、发声反应和睁眼三项指标来评估头部外伤患者的状态,以三者分数相加来评估患者昏迷程度。得分越高,提示意识状态越好。被广泛地运用于任何有意识变化的患者评估。

10.089　海蓝组织细胞综合征　sea-blue histiocyte syndrome

一类因脂质分解代谢酶异常导致的常染色体隐性遗传性疾病。由于小儿神经鞘磷脂酶活性降低,受累组织中神经鞘磷脂和神经糖脂积聚,骨髓、肝、脾细胞经组织化学染色呈海蓝色颗粒。

10.090　亚急性肝衰竭　subacute liver failure

起病较急,15天至26周出现肝衰竭的临床表现。

10.091　急性肝衰竭　acute liver failure

预先不存在肝硬化的患者短期内出现Ⅱ度以上以肝性脑病为特征的肝衰竭及凝血异常(通常 INR≥1.5)。病程<26周。

10.092　急性重型肝炎　acute severe hepatitis

在1~2周发病,以大量肝细胞坏死为主要病理特点的一种严重肝脏疾病。其肝细胞坏死约占 2/3，呈大块、亚大块或桥接坏死，周围有中性粒细胞浸润，无纤维组织增生，肉眼观肝体积明显缩小。

10.093　寄生虫性肝病　parasitic liver disease
由寄生虫损害肝脏而导致的肝脏疾病。

10.094　家族性高胆固醇血症　familial hypercholesterolemia
一种以血浆低密度脂蛋白与胆固醇水平升高为特征的常染色体显性遗传病。

10.095　家族性高脂血症　familial hyper-lipidemia
由遗传基因异常所致的血脂代谢紊乱。具有家族聚集性的特点，包括家族性高胆固醇血症、家族性高三酰甘油血症、家族性混合型高脂血症、家族性载脂蛋白 B100 缺乏症、家族性异常 β 脂蛋白血症、家族性高乳糜微粒血症、家族性高前 β 脂蛋白血症合并高乳糜微粒血症和家族性多基因高胆固醇血症等。

10.096　角膜色素环　Kayser-Fleischer ring
位于角膜边缘的黄棕色或黄绿色的色素环。宽 1～3 mm，以上、下端明显，见于肝豆状核变性及铜中毒。其因肠道对铜的吸收增加而经胆汁排出减少，以致铜在眼内贮积而引起该体征。

10.097　酒精性肝病　alcoholic liver disease
由长期大量饮酒导致的肝脏疾病。

10.098　慢加急性肝衰竭　acute-on-chronic liver failure
在慢性肝病基础上出现急性肝功能失代偿。

10.099　慢性丙型肝炎　chronic hepatitis C
由丙型肝炎病毒引起的、病程至少持续 6 个月以上的肝脏坏死和炎症。

10.100　慢性肝衰竭　chronic liver failure

在肝硬化基础上，肝功能进行性减退和失代偿。

10.101　慢性乙型肝炎　chronic hepatitis B
由乙型肝炎病毒引起的、病程至少持续 6 个月以上的肝脏坏死和炎症。

10.102　囊性纤维化　cystic fibrosis
一种遗传性外分泌腺疾病。主要影响胃肠道和呼吸系统，通常具有慢性梗阻性肺部病变、胰腺外分泌功能不足和汗液电解质异常升高的特征。

10.103　上皮样血管内皮瘤　epithelioid hemangioendothelioma
一种罕见的以上皮样细胞为特征的血管内皮肿瘤。其恶性程度介于血管瘤与血管肉瘤之间，属于低度恶性肿瘤，可侵袭软组织和肺、肝、骨等器官和组织，多见于青少年男性。

10.104　特发性新生儿肝炎　idiopathic neo-natal hepatitis
出生后 1～3 个月表现为高结合性胆红素血症的肝内胆汁淤积。

10.105　戊型肝炎　hepatitis E
由戊型肝炎病毒引起的、以肝脏炎性损害为主的急性传染病。

10.106　先天性胆道闭锁　congenital biliary atresia
一种肝内外胆道出现阻塞并导致淤胆性肝硬化，而最终发展为肝衰竭的先天性疾病。

10.107　先天性肝纤维化　congenital hepatic fibrosis
一种罕见的遗传性先天性畸形。以门管区结缔组织增生、小胆管增生为特征，病程后期一般会导致门静脉高压。

10.108　肝纤维板层样癌　fibrolamellar

hepatic carcinoma

一种罕见的原发性肝脏恶性肿瘤,多见于无肝硬化的年轻患者。其恶性程度较原发性肝细胞癌低,且肿瘤常较局限。

10.109　遗传性血色病　hereditary hemochromatosis

一种铁代谢异常的遗传性疾病。有 6 种不同的基因型,特点是过量的铁吸收致不同的组织器官破坏。

10.110　血吸虫肝硬化　schistosoma cirrhosis

由血吸虫成虫、虫卵及机体的免疫反应的相互作用而导致的肝硬化。

10.111　血友病　hemophilia

一种因缺乏凝血因子导致血浆凝结时间延长的遗传病。

10.112　移植肝失功　liver graft dysfunction

肝移植术后肝脏功能丧失。

10.113　隐源性肝硬化　cryptogenic cirrhosis

不明原因导致的肝硬化。

10.114　原卟啉症　protoporphyria

以尿和(或)大便中大量排出多种卟啉、卟啉原和卟啉的前体物质为共同特征的一组疾病。每种疾病各有其特殊的表现。

10.115　原发性胆汁性肝硬化　primary biliary cirrhosis

以进行性肝内小胆管损伤为特征的免疫相关的慢性肝病。机体免疫功能紊乱,产生针对肝细胞和胆管上皮细胞某些组分的自身抗体与效应 T 细胞,导致相关组织损伤和慢性炎症反应。

10.116　原发性硬化性胆管炎　primary sclerotic cholangitis

慢性胆汁淤积性疾病。其特征为肝内外胆管炎症和纤维化,进而导致多灶性胆管狭窄。

10.117　终末期肝病　end-stage liver disease

各种原因导致肝功能极度减退甚至衰竭的一种病理状态。

10.118　自身免疫性肝病　autoimmune liver disease

以肝脏为相对特异性免疫病理损伤器官的一类自身免疫性疾病。主要包括自身免疫性肝炎、原发性胆汁性胆管炎和原发性硬化性胆管炎。

10.119　家族性淀粉样多神经病变　familial amyloid polyneuropathy

一种罕见的常染色体显性遗传性疾病。与甲状腺素视黄质运载蛋白基因的 80 多个位点突变相关,其病理基础是甲状腺素视黄质运载蛋白变异和广泛沉积。临床上以进行性的周围神经、自主神经病变及不同程度的内脏器官淀粉样蛋白质沉积为特征。

10.120　尿素循环缺陷　urea cycle defect

由先天酶缺陷引起的以高血氨为特征的遗传性代谢障碍性疾病。

10.121　非酒精性脂肪性肝炎　non-alcoholic steatohepatitis, NASH

除外酒精和其他明确的肝损伤因素所致的、以肝细胞内脂肪过度沉积为主要特征的临床病理综合征。是与胰岛素抵抗和遗传易感性密切相关的获得性代谢应激性肝损伤。

10.122　药物性肝炎　drug-induced liver disease

由药物和(或)其代谢产物引起的肝损伤。以往没有肝炎史的健康者或原来就有严重疾病的患者在使用某种药物后发生程度不同的肝损伤。

10.123　先天性肝内胆管发育不良征　Ala-

gille syndrome

又称"阿拉日耶综合征"。一种常染色体显性遗传病。以胆汁淤积、小叶间胆管减少，以及心血管系统、眼、骨骼、面部异常为特征。

10.124 致死性肝内胆汁淤积综合征 fatal intrahepatic cholestasis syndrome

又称"拜勒综合征(Byler syndrome)"。于新生儿期反复出现黄疸，且逐渐加深，以及表现为皮肤瘙痒、鼻出血、肝脾大等的综合征。本病罕见。

10.125 糖原贮积症 glycogen storage disease

一类由糖原代谢中的相关酶先天性异常导致的各种组织内糖原蓄积的疾病。

10.126 肝移植受者 liver transplantation recipient

接受肝移植者。

10.127 Z 分数 Z score

(患儿体重或身高–该年龄正常儿童平均体重或身高)÷该年龄正常儿童平均体重或身高标准差。以评价儿童(青少年)的体格发育情况。

10.128 加州大学旧金山分校标准 University of California San Francisco criteria

又称"UCSF 标准"。一种常用肝细胞肝癌受者的选择标准。内容为：①单一癌灶直径≤6.5cm；②多癌灶≤3 个，每个直径≤4.5cm，累计癌灶直径≤8cm；③无大血管浸润及肝外转移。

10.129 米兰标准 Milan criteria

一种常用肝细胞肝癌受者的选择标准。内容为：①单一结节直径≤5cm；②多结节≤3 个，每个直径≤3cm；③无大血管浸润及肝外转移。

10.130 杭州标准 Hangzhou criteria

一种常用肝细胞肝癌受者的选择标准。由中国浙江大学附属第一医院肝移植中心提出。内容为：①无大血管浸润及肝外转移；②所有肿瘤结节直径之和≤8cm，或所有肿瘤结节直径之和＞8cm，但是术前甲胎蛋白水平＜400μg/L，且组织学分级为高、中分化。

10.131 人工肝 artificial liver

通过一个体外机械或理化装置，担负起暂时辅助或完全代替严重病变肝脏的功能，清除各种有害物质，代偿肝脏的代谢功能。

10.132 李氏人工肝系统 Li's artificial liver system

运用血浆置换(PE)、血浆置换联合持续血液滤过(PEF)、血浆滤过透析(PED)、血浆置换联合体外血浆吸附和血液滤过(PEAF)等技术，对不同病因、不同病情、不同分期的肝衰竭患者均有较显著疗效的治疗装置。由中国李兰娟教授团队创建。

10.05 肝移植受者手术

10.133 经典原位全肝移植 classic orthotopic liver transplantation

在切除受者病肝时连同下腔静脉一并切除，利用供肝的肝上、肝下下腔静脉来重建和恢复肝脏的流出道与下腔静脉的连续性而进行的肝移植。

10.134 背驮式原位肝移植 piggyback orthotopic liver transplantation

将受者肝的肝上下腔静脉与供者肝静脉吻合，或供、受者肝上下腔静脉侧侧吻合，同时结扎供肝的肝下下腔静脉来重建和恢复肝脏流出道的肝移植。

10.135　静脉–静脉转流　veno-venous bypass
在肝移植时，完全阻断肝静脉，应用体外循环方法将下半身及门静脉系统静脉血引流至上腔静脉系统，以维持无肝期血流动力学稳定，维持体温，对肾功能不全患者尚可进行术中透析的方法。

10.136　增宽因素　growth factor
在血管吻合时，缝合打结须与血管壁保留一定的距离，以防止血液充盈后吻合口狭窄，从而有利于血管的充分扩张。

10.137　格利森鞘　Glisson sheath
门静脉、胆管和肝动脉，三者被一层纤维组织包裹，在肝内外走行一致。

10.138　第一肝门　the first porta hepatis
在肝脏的脏面，形成"H"形的沟，位于门静脉、肝总管和肝动脉出入肝脏处。

10.139　第二肝门　the second porta hepatis
在腔静脉沟的上端处，位于肝左、中、右静脉出肝后注入下腔静脉处。

10.140　第三肝门　the third porta hepatis
位于腔静脉窝下段处，在该处可见右半肝或尾状叶的一些小静脉注入下腔静脉。

10.141　肝短静脉　short hepatic vein
直接开口于下腔静脉左前壁和右前壁的肝静脉。一般有4~8条，最少3条，最多可达31条。开口于左前壁的肝短静脉主要接收来自左尾状叶的静脉回流，开口于右前壁的肝短静脉主要接收来自右尾状叶（尾状突）和肝右后叶脏面的静脉回流。

10.142　肝门静脉变异　hepatic vein variation
Ⅰ、Ⅱ、Ⅲ、Ⅳ型肝门静脉变异的总称。

10.143　Ⅰ型肝门静脉变异　hepatic vein variation type Ⅰ
门静脉主干在肝门处分为三支，分别为左支、右前支和右后支的门静脉变异。

10.144　Ⅱ型肝门静脉变异　hepatic vein variation type Ⅱ
门静脉主干先分出右后支，再分为左支和右前支的门静脉变异。

10.145　Ⅲ型肝门静脉变异　hepatic vein variation type Ⅲ
门静脉右支缺如的门静脉变异。

10.146　Ⅳ型肝门静脉变异　hepatic vein variation type Ⅳ
门静脉左支缺如的门静脉变异。

10.147　肝动脉变异　hepatic artery variation
肝动脉表现出与大部分人群不一样的血管走行，不同的变异在肝移植肝动脉重建时需要进行不同类型的肝动脉整形。

10.148　胆道变异　bile duct variation
胆管表现出与大部分人群不一样的走行。需要进行胆道整形以完成胆道重建。

10.149　门静脉开放　portal vein open
肝移植术中完成门静脉重建后开放门静脉血流。是无肝期结束的标志。

10.150　同时开放　simultaneous opening
肝移植手术时门静脉重建后，同一时间对肝动脉血流和门静脉血流进行开放。其意义主要在于避免胆道的相对热缺血过程。

10.151　分时开放　sequent opening
肝移植手术时门静脉重建后先开放门静脉血流，随后再行肝动脉的吻合。其意义主要在于尽早结束受者无肝期。

10.152　无肝期　anhepatic phase
肝移植手术时，从病肝门静脉血流阻断开

始，至供肝门静脉血流开放结束的时期。

10.153　胆管吻合　bile duct end to end anastomosis
肝移植手术时，供肝胆总管或肝总管的一端直接与受者的胆管另一端吻合。此方法符合人体胆道结构生理特点。

10.154　胆道整形　plasty of bile duct
肝移植手术行胆管吻合时，通过各种方法进行胆道修剪，达到胆管之间大小匹配，无胆道扭曲狭窄等病理因素，从而避免术后胆道并发症的发生。

10.155　肝动脉整形　plasty of hepatic artery
肝移植手术行肝动脉吻合时，通过各种方法进行肝动脉修剪，达到肝动脉之间大小匹配，无扭曲狭窄等病理因素，从而避免术后肝动脉并发症的发生。

10.156　胆管空肠吻合　choledochojejunostomy
肝移植手术行胆道吻合时，供肝胆总管或肝总管的一端与受者的空肠行端侧吻合。

10.157　原位供肝分离技术　in situ split technique
劈离式肝移植供肝劈裂过程在患者体内进行，劈离时肝脏仍有血流灌注。比较体外劈离技术，原位劈离肝移植缩短了冷缺血时间，具有更好的供肝质量，可降低术后胆道、血管并发症发生率。

10.158　肝血窦　hepatic sinusoid
相邻肝板之间的腔隙，是一种通透性较大的毛细血管。有利于肝细胞与血流之间进行物质交换。

10.159　肝窦间隙内皮细胞　hepatic sinusoidal endothelial cell
构成肝血窦壁的细胞群。参与调节肝窦血流与周围组织的物质交换，维持正常的肝功能及肝脏的病理生理过程。

10.160　冷冻静脉　cryopreserved vein
应用冷冻保存技术保存在$-60 \sim -80{}^{\circ}\mathrm{C}$的静脉。用于同种异体血管移植。

10.161　冷冻动脉　cryopreserved artery
应用冷冻保存技术保存在$-60 \sim -80{}^{\circ}\mathrm{C}$的动脉。用于同种异体血管移植。

10.162　肝静脉重建　hepatic vein reconstruction
利用血管移植物或人工血管把活体供肝断面上的一些较粗大的肝段回流静脉（如Ⅴ段和Ⅷ段）与受者的下腔静脉、肝中静脉或肝左静脉相连，从而重建肝静脉回流。

10.163　肝动脉显微吻合　microscopic hepatic artery anastomosis
应用显微外科技术在显微镜下进行供肝肝动脉与受者肝动脉的吻合。

10.164　胆管端端显微吻合　microscopic bile duct end-to-end anastomosis
应用显微外科技术在显微镜下进行供肝胆管与受者胆管端端吻合。

10.165　胆肠吻合　biliary intestinal anastomosis
无法做胆管端端吻合时，将肝胆管与空肠或十二指肠进行吻合。

10.166　术中胆道造影　intraoperative cholangiography
活体肝移植术中切除胆囊后经胆囊管插入造影管进行的胆道造影。用于评估胆道走行以决定切除线，避免术中胆道损伤。

10.06 肝移植术后感染

10.167 肝移植术后早期感染 early period infection after liver transplantation
肝移植术后 1 个月内发生的感染。常与移植前因素或移植后并发症相关,包括肝移植受者原有的感染、由供者带来的感染,以及与手术本身相关的感染。

10.168 肝移植术后中期感染 interim period infection after liver transplantation
肝移植术后 1～6 个月发生的感染。多与免疫抑制剂使用后的条件致病菌感染相关,以巨细胞病毒和卡氏肺囊虫为主的部分迁延性感染。

10.169 肝移植术后后期感染 late period infection after liver transplantation
肝移植术后 6 个月后发生的感染。多与免疫抑制剂使用相关。

10.170 胆道感染 biliary tract infection, BTI
胆道内发生微生物感染。主要由胆道梗阻、胆汁淤积造成,包括胆囊炎、不同部位的胆管炎等,感染常见细菌为大肠杆菌、铜绿假单胞菌、厌氧菌等。

10.07 肝移植术后原病复发

10.171 微卫星不稳定性 microsatellite instability
与正常组织相比,肿瘤中某一微卫星由于重复单位的插入或缺失而造成的长度的任何改变,出现新的微卫星等位基因现象。

10.172 肝移植术后乙型肝炎复发 hepatitis B recurrence after liver transplantation
乙型肝炎患者行肝移植术后乙型肝炎病毒 DNA 呈阳性且组织学活检证实有肝炎表现。

10.173 YMDD 变异 YMDD mutation
乙型肝炎患者在拉米夫定治疗期间,病毒 DNA 编码的 DNA 聚合酶基因序列发生变异。这种变异在 YMDD 序列及其附近。

10.174 肝移植术后乙型肝炎复发预测模型 model for evaluating the risk of hepatitis B recurrence, MERB
又称 "MERB 评分"。肝移植术后乙肝复发预测模型。对预测肝移植术后乙肝的复发具有高度特异性和敏感性。MERB score = $-4.378 + 1.493 \times HCC + 1.286 \times DNA - 2.426 \times$ AVT[HCC: 1 = 有 HCC(肝细胞肝癌), 0 = 无 HCC; DNA: 2 = 术前血清 HBV DNA $\geqslant 10^5$ copy/ml, $1 = 10^3 \sim 10^5$ copy/ml, 0 = DNA < 10^3 copy/ml; AVT: 1 = 术前有抗病毒治疗, 0 = 术前无抗病毒治疗]。

10.175 肝移植后丙型肝炎复发 hepatitis C recurrence after liver transplantation
肝移植后出现血清转氨酶升高、丙型肝炎病毒 RNA 呈阳性且组织学活检证实有肝炎表现。

10.176 丙型肝炎治疗中反弹 hepatitis C breakthrough
在治疗期间丙型肝炎病毒 RNA 载量降低或阴转,尚未停药时 RNA 载量升高或阳转的现象。

10.177 原发性胆汁性肝硬化复发 primary biliary cirrhosis recurrence
原发性胆汁性肝硬化进行肝移植术后,抗线粒体抗体持续存在,以及出现肝脏组织学变化,包括单核细胞炎性浸润、集合淋巴结、上皮样肉芽肿及胆管损伤。

10.178 原发性硬化性胆管炎复发 primary sclerotic cholangitis recurrence
原发性硬化性胆管炎进行肝移植术后,胆道造影显示肝内非吻合口胆道狭窄和(或)肝外非吻合口胆道狭窄在术后90天以上,以及病理显示纤维性胆管炎和(或)大胆管纤维闭塞性损害,伴或不伴胆管发育不良及胆汁性肝硬化。

10.179 挽救性肝移植 salvage liver trans-plantation, SLT
肝切除术后肿瘤复发的患者再行肝移植。

10.180 肝癌复发分子靶向治疗 recurrent liver cancer molecular targeted therapy
在细胞分子水平,针对已经明确的复发肝癌位点设计相应的治疗药物。药物进入体内会特异地选择肝癌位点与其结合并发生作用,使肿瘤细胞发生特异性死亡,而不会波及肿瘤周围的正常组织细胞。

10.08 肝移植术后其他并发症

10.181 肝移植术后血管并发症 vascular complication after liver transplantation
肝移植术后,肝脏血管出现血栓、狭窄、破裂、梗阻、动脉瘤等相关的并发症。

10.182 肝动脉血栓形成 hepatic artery thrombosis, HAT
肝移植术后2个月内肝动脉内形成血栓。表现为血清转氨酶急剧升高的肝功能恶化、胆道狭窄、胆漏、胆汁瘤、胆道坏死、发热及脓毒症,甚至引起移植肝坏死。以肝动脉吻合口或狭窄处好发,多见于儿童受者,成人受者发生率为4%～12%。

10.183 肝动脉狭窄 hepatic artery stenosis, HAS
肝动脉吻合口处发生的狭窄。表现为胆树坏死、肝脓肿、肝动脉血栓形成、移植肝失功等,导致二次移植或受者死亡,可进展成肝动脉血栓形成。发生率为4%～13%。

10.184 肝移植术后迟发性并发症 late complication after liver transplantation
肝移植后出现的慢性排斥反应、胆道并发症、门静脉血栓、乙型肝炎复发及肿瘤复发等中远期并发症。

10.185 肝动脉假性动脉瘤 hepatic artery pseudoaneurysm, HAP
肝动脉管壁被撕裂或穿破,血液自破口流出,被动脉邻近的组织包裹而形成的血肿。多由创伤所致。通常无临床症状,一旦破裂可引起致命性出血,或导致远端肝动脉狭窄,甚至肝衰竭。发生率低于1%,分为肝内和肝外两种,其中发生于肝动脉吻合口附近的假性动脉瘤最典型。

10.186 门静脉狭窄 portal vein stenosis, PVS
移植术后由各种原因导致的门静脉变窄。通常位于门静脉吻合口处,由吻合口扭曲和静脉内皮损伤等因素导致,以门静脉高压症为主要临床表现,小儿患者较常见。

10.187 门静脉血栓形成 portal vein thrombosis, PVT
发生在吻合口处,由血管内膜受损、门静脉扭曲或成角、术后过度应用抗凝剂等因素导致血栓形成,引起肝衰竭和门静脉高压症。

10.188 肝上下腔静脉狭窄 suprahepatic vena cava stenosis, SHVCS
下腔静脉吻合后导致管腔狭窄。表现为肝淤血肿大、质地变硬,而中心静脉压不高,严重者出现血压下降、双下肢水肿、尿少、右上腹胀痛、顽固性腹水、胸腔积液等。发生率为 1%～2%。

10.189 磁压榨血管吻合 magnetic compression vascular anastomosis

借助"非接触性"磁场力,利用无穿透性损伤的吻合特点,实现血管快速吻合重建,最终实现血管腔连续性重建的技术。可有效防止细菌感染、预防狭窄和血栓形成,能显著降低肝移植术后血管并发症的发生率。

10.190 磁压榨无缝线化肝移植 magnetic compression anastomosis for sutureless liver transplantation

将磁压榨血管吻合引入肝移植手术,实现肝移植附属管道(包括下腔静脉、门静脉、肝动脉、胆管)的无缝线化快速吻合的技术。可显著缩短无肝期,降低血管、胆道吻合难度,并改善血管吻合口愈合质量,有效降低肝移植术后血管并发症及胆道并发症的发生率。

10.191 肝移植术后胆道并发症 biliary complication after liver transplantation

肝移植后出现的胆道狭窄、胆漏、胆道结石和壶腹部功能障碍等并发症。其中胆道狭窄和胆漏最为常见,约占 70%。与受者年龄、肝功能障碍、胆道重建技术、肝动脉血供不良、冷热缺血时间过长、再灌注损伤、急性排斥反应、ABO 血型不合、巨细胞病毒感染等多种因素有关。

10.192 胆漏 bile leakage

肝移植术后出现的吻合口漏、拔 T 管后胆漏和肝断面漏等现象。以吻合口漏最为常见。表现为轻微至中等程度的腹痛、发热和肠梗阻症状,腹腔引流管引流出胆汁样液体,B 超检查可发现胆漏引起的腹腔内积液。

10.193 胆道狭窄 biliary stricture

术中保留胆管过长而扭曲或早期动脉血栓形成等因素导致胆道管腔狭窄。主要表现为

梗阻性黄疸,转氨酶及胆红素等肝脏生化指标升高。

10.194 磁压榨狭窄胆道疏通术 magnetic compression anastomosis for biliary obstruction

采用经皮经肝胆道穿刺介入技术联合十二指肠镜,将两枚定制化磁吻合装置放至胆道狭窄处远端及近端,使瘢痕组织坏死脱落的技术。有利于邻近的胆道上皮完成连续性生长,建立通畅的胆道吻合,以达到治疗胆道狭窄的目的。

10.195 磁压榨胆肠吻合 magnetic compression bilioenteric anastomosis

肝移植术后复杂或高位胆道梗阻运用磁吻合技术,实现无缝线化胆肠吻合。可简化手术、缩短手术时间、降低吻合口漏和吻合口狭窄的发生率,实现炎症水肿状态下的一期胆肠吻合。

10.196 肝移植术后代谢病 metabolic disease after liver transplantation

肝移植术后出现以肥胖症、糖尿病、高血压、高脂血症为特征的代谢相关并发症。发病率为 50%～60%,若同时出现 3 种及以上即可诊断为此病。

10.197 肝移植术后糖尿病 diabetes mellitus after liver transplantation

肝移植术后新发生的糖尿病。以胰岛素抵抗为特点,呈慢性病程,具有 2 型糖尿病的特点,但也可出现酮症酸中毒等 1 型糖尿病的特征性严重并发症。

10.198 肝移植术后高血压 hypertension after liver transplantation

肝移植术后在未使用降压药物的情况下,非同日 3 次测量血压,收缩压≥140mmHg 和(或)舒张压≥90mmHg 的现象。

10.199 肝移植术后高脂血症 hyperlipi-

daemia after liver transplantation
肝移植术后血液中总胆固醇、三酰甘油、低密度脂蛋白胆固醇含量超过正常标准，或高密度脂蛋白胆固醇含量低于正常标准的病症。

10.200 原发性移植肝无功能 primary liver graft nonfunction
肝移植术后数小时至数日内，出现无明确原因的肝衰竭。主要表现为大量肝细胞溶解伴转氨酶升高、严重的凝血机制紊乱、低蛋白血症、高胆红素血症、胆汁减少或无胆汁，合并神经系统、血流动力学、呼吸系统及肾功能紊乱，发生率为2%～10%。

10.201 肝移植术后早期功能差 initial poor function after liver transplantation
肝移植术后7～10天出现的持续性肝功能异常。发生率为2%～20%。组织学上，以

轻至中度肝损伤为主，处于可逆阶段，经积极治疗，多数患者的肝功能可逐渐恢复正常，若病情持续加重，则可进展为原发性移植肝无功能。

10.202 肝移植术后早期无功能 primary nonfunction after liver transplantation
肝移植术后7～10天出现的肝功能完全丧失。发生率为0.6%～7%。组织学上，以中至重度肝损伤为主。主要表现为高胆红素血症、严重凝血功能障碍和多器官衰竭。

10.203 早期肝移植物功能不良 poor early liver graft function
肝移植术后2～7天出现的一定程度的肝功能局限性。主要表现为血清总胆红素＞171μmol/L，凝血酶原时间至少延长至17秒，肝性脑病并排除如原发性移植物无功能、排斥反应、胆道梗阻等。发病率为2%～3%。

11. 肾 移 植

11.01 活体肾移植

11.001 肾移植 renal transplantation
将某一个体的正常肾脏用手术方法移植到另一个体体内的技术。

11.002 活体肾移植 living renal transplantation
从健康的人体上切取一侧肾脏作为供肾移植给患者的手术。

11.003 活体亲属肾移植 living related renal transplantation
由亲属提供活体肾源的肾移植。

11.004 活体非亲属肾移植 living unrelated renal transplantation
捐献肾脏者和接受肾脏者之间无血缘关系

的活体肾移植。

11.005 多米诺活体肾移植 domino living renal transplantation
因两对以上捐肾者与对应受捐者不匹配或匹配不理想，而采取相互连环交换供受者所进行的活体肾移植。

11.006 活体供肾 living donated kidney
由健康个体捐献的肾脏。

11.007 多米诺肾移植供肾 donated kidney from domino renal transplantation
第一位肾移植受者接受的活体供肾来自非亲属，同时其亲属也捐赠肾脏给其他受者，如同多米诺骨牌一样连续地提供肾脏进行

移植。

11.008 肾功能评估 evaluation of renal function

对肾脏功能的评价与估算。从较为粗略的血肌酐测定到更为精准的肾小球滤过率，根据具体的场合，均有使用的合理性。

11.009 肾小球滤过率 glomerular filtration rate, GFR

单位时间内两肾生成的超滤液量，常通过肌酐等物质清除的方法间接反映。

11.010 肌酐清除率 creatinine clearance rate, CCR

肾脏在单位时间内清除血浆中肌酐的能力。通常以每分钟能清除多少毫升血浆中的肌酐来表示，并以标准体表面积纠正。临床上用来估计肾小球滤过率。

11.011 蛋白尿 proteinuria

当尿内蛋白质含量增多，用常规定性试验检测呈阳性或定量检测超过 150mg/24h 的尿。

11.012 微量蛋白尿 microalbuminuria

尿中白蛋白含量超出健康人的参考范围，但不能用常规方法检测出来的尿。即尿白蛋白排泄速率为 20～200μg/min 或 30～300mg/d；或一次性尿白蛋白/肌酐值为 2.5～25mg/mmol（男性）和 3.5～35mg/mmol（女性）。

11.013 尿蛋白–肌酐比值 urinary protein-creatinine ratio

随机尿的尿蛋白与肌酐的比值。可用于预测 24 小时尿蛋白排出量。

11.014 血尿 hematuria

尿内含有超过正常量红细胞的现象。每升尿中含血量超过 1ml，即可出现淡红色，称为"肉眼血尿（gross hematuria）"；若外观变化不明显，尿沉渣镜检每个高倍视野红细胞平均＞3 个，称为"镜下血尿（microscopic hematuria）"。

11.015 开放式活体供肾切取术 open nephrectomy

传统的手术切口下，直接暴露供肾并切取肾脏的手术方式。特点为切口相对较大，但相对更安全，费用较低。

11.016 腹腔镜活体供肾切取术 laparoscopic donor nephrectomy

利用腹腔镜技术切取供者肾脏的手术方式。腹腔镜入路可分为经腹腔和经后腹腔。

11.017 [达芬奇]机器人辅助活体供肾切取术 robotic-assisted donor nephrectomy

利用达芬奇机器人系统切取供者肾脏的手术方式。

11.02 特殊类型肾移植

11.018 特殊类型肾移植 special renal transplantation

各种辅助性肾移植及边缘供体肾移植等的总称。

11.019 边缘供体肾移植 marginal donor renal transplantation

相对于标准供肾而言，使用处于边缘状态、质量相对较差的肾脏作为供肾的肾移植。

11.020 边缘供肾 marginal donated kidney

器官移植供者所捐献的功能处于边缘状态、质量相对差的肾脏。在供者器官严重短缺的现实下，该部分供者所捐献的器官是重要补充。

11.021　儿童肾移植　pediatric recipient renal transplantation
一般认为受者年龄在 18 岁以下的肾移植。

11.022　儿童供肾　pediatric donated kidney
来自儿童捐献的肾脏。

11.023　老年肾移植　olderly renal transplantation
一般认为受者年龄在 60 岁以上的肾移植。不同国家关于老年的年龄界限规定不同。

11.024　老年供肾　olderly donated kidney
来自老年人捐献的肾脏。

11.025　ABO 血型不相容肾移植　ABO-incompatible renal transplantation
供者的 ABO 血型与受者不符合输血原则而进行的肾移植。移植前通过脱敏技术可减少急性排斥反应的发生。

11.026　移植物再用供肾　reused kidney graft
肾移植受者死亡时移植肾功能正常并可切取再移植给其他受者使用。

11.027　整块双肾移植　en-bloc double renal transplantation
将来自同一供者的两个肾脏同时移植给一个受者的手术。

11.03　肾移植受者评估

11.028　肾移植受者　renal transplant recipient
接受肾移植手术的尿毒症患者。

11.029　慢性肾脏病　chronic kidney disease, CKD
任何原因所致肾脏损伤（肾脏结构或功能异常）在 3 个月以上，可有或无肾小球滤过率（GFR）下降，或肾小球滤过率 < 60ml/(min·1.73m²) 在 3 个月以上，有或无肾脏损伤证据的一组肾脏疾病。

11.030　终末期肾病　end-stage renal disease, ESRD
各种慢性肾脏疾病进展至终末阶段的临床综合征。此时肾小球滤过率 < 15ml/(min·1.73m²)。

11.031　慢性肾衰竭　chronic renal failure, CRF
各种慢性肾脏疾病进行性发展，引起肾单位和肾功能不可逆的丧失，导致以代谢废物潴留、水电解质和酸碱平衡紊乱及内分泌失调为特征的临床综合征。

11.032　肾小球肾炎　glomerulonephritis, GN
各种病因引起双侧肾脏弥漫性或局灶性肾小球病变。临床表现为血尿、蛋白尿、高血压、低蛋白血症、水肿等，可伴有肾功能障碍。

11.033　肾小球硬化　glomerulosclerosis
各种病因引起肾小球毛细血管袢发生的硬化性改变。是各种肾脏疾病进展的后期表现。

11.034　IgA 肾病　IgA nephropathy, IgAN
以肾小球系膜细胞增生、基质增多，伴 IgA 为主的免疫复合物在系膜区沉积为特点的一种肾小球疾病。

11.035　系膜增生性肾小球肾炎　mesangial proliferative glomerulonephritis, MSPGN
以弥漫性肾小球系膜细胞增生及不同程度系膜基质增多为主要病理学特征的一种肾小球疾病。

11.036　膜增生性肾小球肾炎　membranopro-

liferative glomerulonephritis, MPGN 又称"系膜毛细血管性肾小球肾炎(mesangial capillary glomerulonephritis, MCGN)"。以系膜细胞明显增生,系膜细胞及系膜基质向四周扩张至邻近的毛细血管壁内,导致毛细血管壁增厚,呈双轨状,肾小球呈分叶状为病理特征的肾小球疾病。临床常表现为肾病综合征伴血尿、高血压和肾功能损害,部分患者有持续性低补体血症。

11.037 膜性肾病 membranous nephropathy

病理上以肾小球毛细血管基底膜均匀一致增厚、弥漫性上皮下免疫复合物沉积为特点,一般不伴有细胞增殖,临床以大量蛋白尿或肾病综合征为主要表现的一种肾小球疾病。

11.038 局灶节段性肾小球硬化 focal segmental glomerulosclerosis, FSGS

肾小球毛细血管袢发生局灶性节段性硬化或透明变性、无明显细胞增生的一种肾小球疾病。病理特点是部分肾小球的某些节段出现硬化病变,而非硬化处的肾小球结构相对正常。

11.039 肾病综合征 nephrotic syndrome

由多种病因引起的以大量蛋白尿($>3.5g/d$)、低蛋白血症($<30g/L$)、水肿伴或不伴高脂血症为特点的一组临床综合征。可分为原发性与继发性。

11.040 糖尿病肾病 diabetic nephropathy, DN

由糖尿病继发以微血管损害为主的肾小球病变。是糖尿病全身微血管病性合并症之一。随病程延长,临床可表现为持续性蛋白尿、水肿、高血压、肾功能减退等。

11.041 系统性红斑狼疮 systemic lupus erythematosus, SLE

自身免疫介导的、以免疫性炎症为突出表现的弥漫性结缔组织病。主要临床特征是血清中出现以抗核抗体为代表的多种自身抗体和多系统累及。

11.042 狼疮性肾炎 lupus nephritis, LN

系统性红斑狼疮累及肾脏所引起的一种免疫复合物性肾炎。除系统性红斑狼疮的全身表现外,临床主要表现为血尿、蛋白尿、肾功能不全等。

11.043 多囊肾 polycystic kidney

一种肾内出现大小不等囊泡的畸形。主要成因是来自输尿管芽的集合小管未能与来自生后肾原基的肾小管接通,或是由于集合小管发育异常,管腔阻塞,肾单位产生的尿液不能排出。

11.044 神经源性膀胱 neurogenic bladder

控制排尿功能的中枢神经系统或周围神经受到损害而引起的膀胱尿道功能障碍。尿潴留或排尿功能障碍是其最常见的症状。

11.045 梗阻性肾病 obstructive nephropathy

由尿路梗阻导致的肾结构或功能异常。病理生理改变主要表现为输尿管内压力增加、肾血流减少、巨噬细胞及淋巴细胞浸润和细菌感染。临床表现为肾盂积水、肾绞痛、高血压及无尿等。

11.046 原发性高草酸尿症 primary hyperoxaluria, PH

遗传性乙醛酸代谢障碍性疾病的统称。临床上以尿草酸排泄增加、反复草酸钙尿石形成、肾钙质沉着和全身不溶性草酸盐沉积为特征。

11.047 德尼-德拉什综合征 Denys-Drash syndrome, DDS

由先天性或幼儿期肾病综合征、肾母细胞瘤、性腺发育不良三方面畸形共同组成的临床综合征。由法国医生德尼(Denys)于1967年首先报道,美国儿科医生德拉什(Drash)

于 1970 年报道。与染色体 11p13 上的 *WT1* 基因缺陷有关。

11.048　弗雷泽综合征　Frasier syndrome, FS
以慢性进展性肾病、男性假两性畸形及性腺肿瘤为特点的一组临床综合征。主要肾脏病理表现为局灶节段性肾小球硬化。

11.049　透析模式　dialysis modality
尿毒症患者透析治疗的具体方式。分为血液净化和腹膜透析两大类。

11.050　血液净化　blood purification
把患者的血液引出身体外并通过一种净化装置。包括血液透析、血液滤过、血液灌流、血浆置换、免疫吸附等。除去其中某些致病物质，净化血液，达到治疗疾病的目的。

11.051　血液透析　hemodialysis, HD
利用半透膜原理，以清除毒素和体内潴留的水分，同时补充需要的物质，纠正电解质和酸碱平衡紊乱的血液净化技术。主要用于急、慢性肾衰竭的治疗。

11.052　腹膜透析　peritoneal dialysis, PD
肾脏替代治疗手段之一。利用人体的腹膜作为通透膜，通过高渗腹透液清除毒素和水分，从而延长患者生命的疗法。

11.04　肾移植手术及其外科并发症

11.053　受者肾切除术　recipient nephrectomy
肾移植受者在移植前将病肾切除的手术。不常规移植前切除原肾，只有在持续严重尿路感染、慢性肾实质感染、巨大多囊肾等情况下才需要考虑。

11.054　供肾修整　benching donated kidney
仔细观察供肾情况，将供肾双肾分离，供肾动静脉和输尿管修剪，清除供肾肾周脂肪组织，以准备用于肾移植手术。

11.055　移植肾血管吻合［术］　vascular anastomosis of renal graft
将移植肾血管（动脉或静脉）与受者血管（髂血管、腹主动脉、下腔静脉等）端侧吻合或端端吻合，以完成血管重建的手术。

11.056　移植肾输尿管膀胱吻合［术］　ureteroneocystostomy of renal graft
将移植肾的输尿管残端与膀胱壁进行抗反流吻合的手术。

11.057　膀胱扩大术　bladder enlargement procedure
利用胃肠道、输尿管等组织或自体膀胱组织来增加膀胱容量的手术。

11.058　移植肾探查术　exploration of renal graft
为明确移植肾病变的性质，采用腹腔镜或开放手术方式，对移植肾进行诊断或治疗的手术操作。主要用于移植肾出现器质性病变，常规影像学检查不能提出明确诊断或移植肾病变需要手术处理。

11.059　移植肾修补术　neoplasty of renal graft
对受损伤的移植肾进行修整，恢复肾完整性的手术。

11.060　移植肾切除术　nephrectomy of renal graft
移植肾因免疫排斥等因素导致肾丧失功能时，或移植肾发生恶性病变时，切除移植肾的手术操作。

11.061　肾移植术后出血　hemorrhage after

renal transplantation

肾移植术后手术创面持续渗血、血管破裂出血或移植肾破裂出血。临床表现为移植肾区局部肿胀疼痛，血红蛋白下降，甚至失血性休克等，影像学提示肾周血肿或积血。

11.062 移植肾血管破裂 rupture of renal graft blood vessel

由于血管吻合、血管感染或移植肾动脉瘤形成等原因出现肾移植动脉或静脉破裂，可引起大出血、肾周血肿甚至失血性休克。

11.063 移植肾动脉血栓形成 artery thrombogenesis of renal graft

发生在肾移植术后早期，由于外科因素或排斥因素，移植肾动脉的血流减慢，从而形成附壁血栓或堵塞动脉，导致移植肾梗死。临床表现为突然无尿或少尿，多预后差。

11.064 移植肾静脉血栓形成 vein thrombogenesis of renal graft

肾移植术后早期，因血管吻合、静脉扭曲等所致静脉回流受阻或血液高凝等，移植肾静脉的血流减慢，从而形成附壁血栓或堵塞静脉。临床表现为突发移植肾区疼痛，无尿或血尿，移植肾肿大、压痛，可伴有同侧下肢肿胀。

11.065 移植肾动脉狭窄 renal graft artery stenosis

由于吻合技术、动脉过长扭曲、血管内膜损伤或动脉粥样硬化，移植肾动脉局部管径细小，导致移植肾灌注不足。临床表现为术后高血压，肾功能逐渐减退。彩超提示吻合口血流速度加快。移植肾动脉造影是确诊的金标准。

11.066 移植肾破裂 renal graft rupture

由于缺血再灌注损伤或急性排斥反应，引起移植肾急性肾小管坏死或小管间质炎症，移植肾水肿，可出现移植肾包膜自发裂开、出血。临床主要表现为突发的移植肾区局部疼痛、肿胀和隆起，局部压痛明显，伴有少尿、血尿和血压下降，严重者出现休克。

11.067 尿漏 ureteral leak

肾移植术后在输尿管膀胱吻合处或肾盂输尿管处因愈合不佳或缺血坏死导致尿液外渗的现象。临床主要表现为肾周引流液增多，发热，少尿或突然无尿，局部疼痛、水肿等。

11.068 移植肾远端输尿管坏死 distal ureter necrosis of renal graft

移植肾远端输尿管因血供不足可发生坏死脱落，从而导致尿漏。

11.069 肾移植术后尿路梗阻 urinary tract obstruction after renal transplantation

各种原因引起移植肾输尿管尿液运输受阻，导致病变近端尿液潴留的尿路梗阻。病因包括尿路结石、输尿管内血块堵塞或尿漏、移植肾周积血、尿性囊肿和淋巴囊肿的外在压迫等。

11.070 肾移植术后尿路感染 urinary tract infection after renal transplantation

肾移植术后各种病原微生物在尿路中生长并繁殖而引起的一组炎症性疾病。常见临床表现包括尿频、尿急、尿痛等尿路刺激症状，以及发热、寒战、腰痛、头痛等全身中毒症状。诱因包括膀胱输尿管抗反流能力弱、输尿管支架、导尿管的留置等。

11.071 肾移植后膀胱输尿管反流 vesicoureteral reflux after renal transplantation

由于肾移植术后膀胱输尿管缺乏瓣膜，尿液自膀胱反流入输尿管、肾盂，以致易发生泌尿道感染。

11.072 移植肾输尿管结石 renal graft ure-

teral calculus
由移植肾结石降入输尿管引起的结石病或输尿管梗阻导致的原发性结石病。临床可有血尿和梗阻以上部位积水表现。

11.073　移植肾结石　renal graft calculus
位于移植肾集合系统内(包括肾小管、集合管、肾盏、肾盂)的结石。可原先存在于供肾内，也可在肾移植术后发生。

11.074　移植肾积水　renal graft hydronephrosis
尿路梗阻引起移植肾肾盂、肾盏扩张的状态。临床表现为少尿、尿路感染、肾功能减退等。

11.075　肾移植术后淋巴漏　lymph leakage
after renal transplantation
肾移植术后由各种原因引起的淋巴液从被切断的淋巴管或结扎的淋巴结处渗出。主要表现为术后引流管内引出大量透明淡黄色或乳糜色液体，导致引流管迟迟不能拔除。

11.076　肾移植术后淋巴囊肿　lymphocyst
after renal transplantation
肾移植术后由各种原因引起的淋巴液从被切断的淋巴管或结扎的淋巴结处渗出积聚形成的囊肿。表现为移植肾区逐渐增大的囊性包块。

11.077　尿潴留　urinary retention
尿液在膀胱内不能排出的现象。如尿液完全潴留膀胱称为完全性尿潴留,若排尿后仍有残留尿液称为不完全性尿潴留。

11.05　肾移植术后感染并发症

11.078　侵袭性肺部真菌感染　invasive pulmonary fungal infection, IPFI
真菌对气管支气管和肺部的侵犯,引起气道黏膜炎症和肺部炎症肉芽肿,严重者引起坏死性肺炎，甚至通过血行播散到其他部位。常见的真菌主要是念珠菌属、曲霉属、隐球菌属、接合菌(主要指毛霉)和肺孢子菌等。

11.079　肺念珠菌病　pulmonary candidiasis
由念珠菌属(主要是白念珠菌)感染肺部所致的疾病。多为继发性感染，在人体抵抗力降低的情况下发病。

11.080　肺曲霉菌感染　pulmonary infection of aspergillus
由各种曲霉菌引起的肺部病变。主要表现为侵袭性病变和非侵袭性病变,其中侵袭性病变包括侵袭性肺曲霉病和慢性肺曲霉病,非侵袭性病变包括变应性支气管肺曲霉病、曲霉菌致敏的严重支气管哮喘、外源性变应原

性肺泡炎等。

11.081　肺孢子虫病　pneumocystosis
又称"卡氏肺孢子菌肺炎(pneumocystis carinii pneumonia)"。由肺孢子菌引起的肺炎。是免疫功能低下患者最常见、最严重的机会性感染性疾病。临床特点为发热、干咳、呼吸困难和发绀等，呈进行性加重，最终导致呼吸衰竭。

11.082　巨细胞病毒性肺炎　cytomegalovirus pneumonia
以受感染细胞形成巨大的 A 型嗜酸性核内及胞质内包涵体为特征的病毒性肺炎。大多数是无症状隐性感染，但在免疫功能低下者和婴儿可引起严重的肺部感染而导致死亡。

11.083　BK 病毒　Bovine Kobu virus, BKV
乳头多瘤空泡病毒科多瘤病毒家族的一种亚型。在健康人群中隐性感染很普遍，一般

无明显临床症状，通常情况下不会损害机体。在免疫抑制状态下，潜伏在体内的 BK 病毒可再次激活。

11.084　BK 病毒相关性肾病　BK virus associated nephropathy
肾移植术后因 BK 病毒感染引起的肾病，可导致移植物功能减退甚至丧失。

11.085　诱饵细胞　decoy cell
尿液中有 BK 病毒包涵体的脱落肾小管上皮细胞。尿液中检测到诱饵细胞，能反映泌尿生殖道有 BK 病毒复制。

11.086　肾移植术后人类微小病毒 B19 感染　human parvovirus B19 infection after renal transplantation
肾移植术后免疫抑制状态下出现人类微小病毒 B19 感染，临床可出现纯红细胞再生障碍性贫血。

11.087　EB 病毒　Epstein-Barr virus, EBV
长期潜伏在淋巴细胞内，以环状 DNA 形式游离在胞质中，并可整合入染色体的病毒。人群中的流行率高。由 EB 病毒感染引起或与 EB 病毒感染相关的疾病有传染性单核细胞增多症、伯基特淋巴瘤、鼻咽癌等。

11.088　EB 病毒感染　Epstein-Barr virus infection
EB 病毒侵入人体，可引起传染性单核细胞

增多症等疾病。还可能与鼻咽癌、儿童淋巴瘤的发生密切相关。

11.089　急性呼吸窘迫综合征　acute respiratory distress syndrome, ARDS
肺内、外严重疾病导致的以肺毛细血管弥漫性损伤、通透性增强为基础，以肺水肿、透明膜形成和肺不张为主要病理变化，以进行性呼吸窘迫和难治性低氧血症为临床特征的急性呼吸衰竭综合征。

11.090　支气管肺泡灌洗　bronchoalveolar lavage, BAL
通过纤维支气管镜对支气管以下肺段或亚肺段水平，反复以无菌生理盐水灌洗、回收，并对其进行一系列的检测和分析。从而获得下呼吸道病变的性质特点和活动程度，有助于确立诊断。

11.091　真菌性动脉瘤　mycotic aneurysms
真菌感染动脉壁所发生的动脉瘤。

11.092　巨细胞病毒性肠炎　cytomegalovirus colitis
移植后因巨细胞病毒感染所致的肠炎。

11.093　移植肾肾盂肾炎　renal graft pyelonephritis
移植肾及其肾盂的炎症。多由细菌感染引起。常见发热、腰痛及尿频、尿急、尿痛等症状。

11.06　肾移植术后远期并发症

11.094　肾移植术后复发性肾病　recurrent nephropathy after renal transplantation
在移植肾发生的、与导致原自体肾衰竭相同类型的肾病。分为原发性肾病复发与继发性肾病复发。

11.095　肾移植术后新发性肾病　de novo

nephropathy after renal transplantation
移植肾发生与原发病不同的新的肾病。

11.096　肾移植术后高血压　hypertension after renal transplantation
各种原因引起肾移植后继发性血压升高。原因有多种，移植肾自身引起的原因包括急性

排斥反应、慢性排斥反应、移植肾肾小球肾炎和高血压供肾等，移植肾以外的原因包括移植肾动脉狭窄、原肾脏疾病、钙调磷酸酶抑制剂或激素引起的不良反应。

11.097　肾移植术后糖尿病　diabetes mellitus after renal transplantation
不排除移植术前存在糖尿病，术后由于胰岛素缺乏、分泌不足或其敏感性降低而引起的典型的症状和（或）空腹血糖水平高于 7mmol/L、随机血糖水平高于 11.1mmol/L 或糖耐量异常。主要诱因包括激素、他克莫司等免疫抑制剂的使用。

11.098　肾移植术后新发糖尿病　new onset diabetes after renal transplantation
排除移植前既往患有糖尿病的情况，为术后新发的糖尿病。其诊断标准包括随机血糖高于 11.1mmol/L，或空腹血糖高于 7mmol/L，或根据口服葡萄糖耐量试验（OGTT）。

11.099　原位肾相关性高血压　original kidney associated hypertension
肾移植术后未切除原位肾，原位肾分泌过多的肾素，导致血管收缩、血压升高。高血压对血管紧张素转换酶抑制剂（ACEI）类降压药物有反应。

11.100　肾移植术后高脂血症　hyperlipidemia after renal transplantation
肾移植术后血浆中脂质量和质的异常。主要以总胆固醇和极低密度脂蛋白增高为主。

11.101　肾移植术后缺血性心脏病　ischemic heart disease after renal transplantation
肾移植术后新发的冠状动脉粥样硬化使血管腔狭窄或阻塞和（或）因冠状动脉功能性改变（痉挛）导致心肌缺血缺氧或坏死而引起的心脏病。为肾移植术后远期并发症中死亡的主要原因。

11.102　肾移植术后高尿酸血症　hyperuricemia after renal transplantation
肾移植术后体内尿酸产生过多或肾脏排泄尿酸减少，引起血中尿酸升高的慢性代谢紊乱性疾病。

11.103　药物性肾损害　drug-induced renal injury
服用某种或几种药物后，由药物或其代谢产物的肾脏毒性作用而引起的肾功能损害。

11.104　肾移植术后肝损害　hepatic injury after renal transplantation
肾移植术后肝功能发生的异常。常见病因为乙型和丙型病毒性肝炎，其次为乙醇、药物等。

11.105　肾移植术后贫血　anemia after renal transplantation
肾移植术后持续性的人体外周血红细胞容量减少，低于正常范围下限的一种常见的临床症状。

11.106　肾移植术后红细胞增多症　erythrocytosis after renal transplantation
肾移植术后红细胞数目、血红蛋白、血细胞比容和血液总容量显著地超过正常水平的症状。发病机制尚不明确，可能与红细胞生成素升高、肾素–血管紧张素系统激活有关。

11.107　肾移植术后白细胞增多症　leukocytosis after renal transplantation
肾移植术后外周血中白细胞总数或某一类型的白细胞绝对数超过正常值的症状。常与免疫抑制剂使用有关。

11.108　肾移植术后药物性骨髓抑制　drug-induced bone marrow suppression after renal transplantation
肾移植术后服用免疫抑制剂所致的骨髓中的血液细胞前体的活性下降。

11.109 血栓性血小板减少性紫癜 thrombotic thrombocytopenic purpura

一种以微血管病性溶血性贫血、血小板聚集消耗性减少，以及微血栓形成造成器官、系统(如肾脏、中枢神经系统等)损害为特征的弥散性血栓性微血管病。移植术后可由环孢素诱发。

11.110 溶血性尿毒综合征 hemolytic-uremic syndrome, HUS

以急性微血管病性溶血性贫血、血小板减少及急性肾衰竭三大特征为主的危重性综合征。

11.111 药物性脑损害 drug-induced brain injury

移植术后因药物的毒性作用所致的神经系统不良反应。从震颤、癫痫发作或感觉异常到严重的脑白质病变均可发生。

11.112 肾移植术后甲状旁腺功能亢进症 hyperparathyroidism after renal transplantation

肾移植术后甲状旁腺分泌过多的甲状旁腺激素，导致骨痛、骨折、高钙血症等。主要是移植肾功能不全导致的甲状旁腺肥大而引起的后遗症。

11.113 矿物质和骨代谢异常 mineral and bone disorder

慢性肾脏病患者出现的矿物质和钙磷代谢紊乱所致的一系列临床症状和生化及影像学指标的异常。包括高钙血症和低磷血症。

11.114 肾性骨营养不良[症] renal osteodystrophy, ROD

由长期慢性肾功能减退或肾衰竭造成的体内钙、磷代谢紊乱的一种代谢性骨病。包括纤维性骨炎、骨质疏松、骨软化、骨硬化、转移性钙化等骨质变化。

11.115 甲状旁腺功能亢进性骨病 hyperparathyroidism bone disease

由甲状旁腺激素过多分泌引发的慢性代谢性骨病。表现为骨形成率及骨矿化率高。

11.116 低转运性骨病 low turnover bone disease

慢性肾衰竭引起的肾性骨病的一种类型。表现为骨矿化率降低。与铝中毒、高钙、糖尿病、激素使用等有关。

11.117 骨软化[症] osteomalacia

由钙、磷或维生素 D 缺乏或代谢障碍而引起的一种骨病。患者骨骼密度降低，腰部、腿部疼痛，逐渐加重致不能行走，下肢弯曲，可发生自发性骨折。

11.118 骨再生不良 aplastic bone disease

低转运性骨病的一种组织形态学表现。表现为骨形成率降低同时伴有相应的骨矿化率下降。

11.119 混合性骨病 mixed osteodystrophy

甲状旁腺功能亢进性骨病和骨矿化障碍并存。

11.120 骨质疏松[症] osteoporosis

以骨强度下降、骨折风险增加为特征的骨骼系统疾病。

11.121 骨坏死 osteonecrosis

人体骨骼中骨组织成分失去活性的现象。表现为骨结构破坏、骨组织营养中断、骨细胞死亡、骨小梁破坏等。

11.122 肾移植术后迟发性出血 postoperative bleeding after renal transplantation

肾移植术后远期所发生的出血。多继发于感染，或由于吻合口漏血、真性动脉瘤引起。

11.123 移植肾血管病 renal graft vasculopathy

肾移植术后移植物的血管内膜纤维增殖性过程。可表现为移植血管弥漫性、向心性狭窄，最终导致移植物缺血并功能衰竭。

11.124　移植肾动静脉内瘘　renal graft arteriovenous fistula

在移植肾动脉、静脉主干间存在交通支的状态。

11.125　肾移植术后深静脉血栓　deep venous thrombosis after renal transplantation

肾移植术后血液非正常地在深静脉内凝结，属于下肢静脉回流障碍性疾病。常发生于移植肾同侧的下肢。

11.126　肾移植术后排尿节律异常　abnormal urinary rhythm after renal transplantation

肾移植术后排尿习惯的改变。主要表现为夜尿增多。

11.127　移植肾输尿管腹股沟疝　inguinal herniation of renal graft ureter

移植肾输尿管作为疝内容物进入腹股沟疝内导致输尿管梗阻。

11.128　获得性输尿管憩室　acquired ureteral diverticulum

肾移植术后因手术或其他原因造成的发生于移植肾输尿管的憩室。可导致反复发作的泌尿道感染。

11.129　移植肾筋膜室综合征　renal graft compartment syndrome

早期移植肾功能不全继发腹膜后间隙的压力升高。可能是通过直接压迫，肾血管或弥漫性肾实质病变引起。

11.130　迟发型他克莫司相关性小脑萎缩　late-onset tacrolimus-associated cerebellar atrophia

肾移植术后远期发生的以小脑萎缩为主要表现的并发症。主要由他克莫司的神经毒性引起。

11.131　可逆性后部白质脑综合征　posterior reversible encephalopathy syndrome

曾称"后循环脑病"。移植后服用免疫抑制剂所致的以神经系统受损为主要表现的临床综合征。影像学表现为可逆性的白质水肿。

11.132　钙调磷酸酶抑制剂相关性疼痛综合征　calcineurin inhibitor-induced pain syndrome

又称"移植后远端肢体骨髓水肿综合征"。移植术后因服用钙调磷酸酶抑制剂造成的以远端肢体疼痛为主要表现的骨病。磁共振检查可见疼痛部位的骨髓水肿。

11.133　霉酚酸相关性肠炎　mycophenolate-induced colitis

服用霉酚酸类免疫抑制剂所致的以腹泻为主要表现的肠炎。

11.134　激素性肠梗阻　steroid-induced ileus

又称"假性肠梗阻(pseudo-obstruction)"。长期服用糖皮质激素所致的肠梗阻。减少激素用量后可缓解，可能为肠道恶性肿瘤的早期表现。

11.135　噬血细胞综合征　hemophagocytic syndrome

又称"巨噬细胞活化综合征"。一种多器官、多系统受累，并进行性加重伴免疫功能紊乱的巨噬细胞增生性疾病。多见于骨髓移植后，肾移植术后少见。

11.136　过客淋巴细胞综合征　passenger lymphocyte syndrome

一种免疫介导的溶血现象。常发生于血型不合器官移植或骨髓移植后，主要以血红蛋白进行性下降且无明显出血为主要特征。

11.137 钙调磷酸酶抑制剂诱导性血栓性微血管病变 calcineurin inhibitor-induced thrombotic microangiopathy

移植术后因长期服用钙调磷酸酶抑制剂所致的一类急性临床综合征。呈微血管病性溶血性贫血、血小板减少及由微循环中血小板血栓造成的器官受累的表现。环孢素相关多见。

11.138 他克莫司相关性溶血性尿毒综合征 tacrolimus-associated hemolytic uremic syndrome

移植术后因服用他克莫司所致的一类以微血管性溶血性贫血、急性肾功能不全和血小板减少为主要表现的临床综合征。

11.139 西罗莫司诱导性炎症反应综合征 sirolimus-induced inflammatory syndrome

移植术后服用西罗莫司所导致的一类以口腔炎、炎症性皮肤疾病(包括皮疹和痤疮)、关节炎、结肠炎、腹痛、腹泻、肺炎为表现的炎症反应综合征。

11.140 急性股神经病变 acute femoral neuropathy

肾移植术或盆腔手术后,股神经因受直接或间接压迫所致的以下肢症状为主要表现的临床综合征。常表现为股四头肌萎缩、感觉异常等。

11.141 急性多发性肌炎 acute polymyositis
一种主要累及骨骼肌的疾病,肾移植术后罕见的一种并发症。主要表现为肢体无力,可

能原因有移植物抗宿主反应或病毒抗原移位。

11.142 移植肾不耐受综合征 renal graft intolerance syndrome

一种移植肾衰竭后免疫抑制剂逐渐减量过程中出现的临床综合征。其特征性表现为发热、贫血、乏力、血尿、疼痛、移植肾肿胀、消瘦、腹泻等。

11.143 功能性脾功能减退 functional hyposplenism

肾移植术后远期发生的脾脏功能减退。外周血检查中可见染色质小体,预示易感染。

11.144 肺弥漫性钙化 diffuse pulmonary calcification

肾移植术前长期钙磷沉积及甲状旁腺功能亢进导致的双肺弥漫性钙化。主要集中在肺底部。

11.145 肾小管性酸中毒 renal tubular acidosis

由近端和(或)远端肾小管功能障碍所致的代谢性酸中毒。主要临床特征是慢性高氯性酸中毒,水、电解质平衡紊乱。在肾移植术后有很高的发病率,大多数患者表现为亚临床症状,不需要治疗。

11.146 移植肾乳头坏死 renal graft papillary necrosis

肾移植术后长期肾盂肾炎未得到治疗所致的肾乳头坏死。可导致非常严重的后果,甚至移植肾切除。

12. 胰 腺 移 植

12.01 胰腺及胰肾联合移植手术

12.001 胰腺移植 pancreas transplantation

将供者带有血管并有活力的全部胰腺或部分

胰腺组织移植给受者，使受者获得胰腺分泌功能的治疗手段。主要用于治疗糖尿病。

12.002　肾移植后胰腺移植　pancreas after kidney transplantation, PAK
胰腺移植的类型之一。肾移植完成一段时间后施行胰腺的移植。移植的胰腺和肾脏绝大多数来源于不同供者。

12.003　单独胰腺移植　pancreas transplantation alone, PTA
胰腺移植的类型之一。仅将胰腺作为单一供器官进行移植的方式。在胰腺移植中比例最低。

12.004　胰肾联合移植　simultaneous pancreas and kidney transplantation, SPK transplantation
胰腺移植的类型之一。同时进行胰腺和肾脏的移植。一般情况下移植物来自同一个供者，偶尔也有来自不同的供者，是胰腺移植中常见的类型。

12.005　全胰腺移植　whole pancreas transplantation
移植物为全部胰腺的移植。大部分尸体胰腺移植属于全胰腺移植。

12.006　尸体胰腺移植　cadaveric pancreas transplantation
供胰取自死亡供者的胰腺移植。

12.007　节段胰腺移植　segmental pancreas transplantation
移植物为部分胰腺的移植。通常采用胰体尾作为移植物。活体胰腺移植均为节段胰腺移植。

12.008　活体胰腺移植　living pancreas transplantation
供胰（节段）取自活体供者的胰腺移植。通常

是胰体尾。具有组织配型好、冷缺血时间短和移植物长期存活率高等优点，但外科手术复杂，失败率较高，供者术后胰腺分泌功能降低。

12.009　[胰液]膀胱引流　bladder drainage
胰腺移植外分泌处理方式之一。通常是供者胰头部十二指肠节段与受者膀胱吻合，胰液经膀胱引流。手术较简单，并发症较少，且可以通过监测尿淀粉酶作为排斥标志。但由于大量碱性胰液通过膀胱引流到体外，容易导致代谢性酸中毒和血尿、泌尿系统感染、结石等并发症。

12.010　[胰液]肠内引流　intestinal drainage
胰腺移植外分泌处理方式之一。通常是供者胰头部十二指肠节段与受者空肠吻合，胰液经肠道引流。术式符合生理机制，可避免膀胱引流导致的泌尿系统及代谢并发症，但手术相对复杂，且无法通过监测外分泌功能监测排斥反应。

12.011　胰腺移植的门静脉回流　portal vein drainage in pancreas transplantation
胰腺静脉回流方式的一种。胰腺移植物的静脉与受者门静脉吻合，胰腺内分泌产物经肝脏回流至体循环。术式的并发症发生率较高，且由于胰腺移植物只能放在中腹部，外分泌处理方式只能采用胰液肠内引流，手术技术要求相对较高。与体静脉回流相比，术后胰岛素水平正常，可改善脂类和蛋白质代谢。

12.012　经体循环回流　systemic venous drainage
胰腺静脉回流方式的一种。胰腺移植物的静脉与受者髂静脉吻合，胰腺内分泌产物直接回流至体循环。手术相对简单，血栓等并发症发生率低，外分泌处理方式可选择胰液膀胱或肠内引流。但胰岛素未经肝脏直接进入体循环，导致外周高胰岛素血症，可能造成

门静脉低胰岛素血症和胰岛素抵抗,影响脂类和蛋白质代谢。

12.02 胰腺及胰肾联合移植适应证与受者评估

12.013　1 型糖尿病　diabetes mellitus type 1
胰岛素依赖型糖尿病。属于自身免疫性疾病。因胰岛 B 细胞遭到破坏导致胰岛素分泌绝对不足,患者需要使用胰岛素来维持血糖水平的糖尿病类型。临床以低胰岛素和 C 肽水平及酮症倾向为特征,分为 1A 型和 1B 型两类。

12.014　2 型糖尿病　diabetes mellitus type 2
非胰岛素依赖型糖尿病。患者体内产生胰岛素的能力并未完全丧失,但对胰岛素的作用产生抵抗,因此患者体内的胰岛素处于一种相对缺乏的状态,其具体机制目前尚无定论。是糖尿病中最常见的类型,占糖尿病的 90% 以上,患者多在 35～40 岁之后发病。

12.015　反应性低血糖　reactive hypoglyce-mia
又称"餐后低血糖反应"。进食后出现低血糖的临床症状。主要表现为发作性的心悸、出汗、乏力,有"不由自主"感。多在餐后 2～4 小时发生。

12.016　低血糖性昏迷　hypoglycemic coma
发生低血糖时导致的昏迷。是糖尿病治疗过程中最常见,也是最重要的并发症。其原因可能是自发性的,即由于进食过少或不进食,特别是在有感染时易于发生,或是在胰岛耐量试验或使用胰岛素治疗食欲缺乏时诱发,或因高糖饮食或注射大量葡萄糖后引起内源性胰岛素分泌而致。

12.017　胰腺移植受者评估　evaluation of candidate for pancreas transplantation
胰腺移植术前对受者进行一系列全面的临床检查和评估。主要是对手术的指征、风险和预后进行充分的评估。包括以下几个方面:①评估糖尿病治疗措施的疗效及是否存在其他有效的替代疗法;②判断患者是否存在糖尿病的并发症及其严重程度,评估胰腺移植的必要性;③对移植受者的社会心理状态和经济状况等做出客观的评估。

12.018　糖尿病性肾衰竭　diabetic renal failure
糖尿病病程后期出现的肾衰竭。是最常见的糖尿病慢性并发症之一。在临床上分为五期,即肾小球高滤过期、静息期、微量蛋白尿期、临床期和肾衰竭期。初期肾小球滤过率增高和肾脏轻度肿大,运动后出现尿蛋白排量增高,肾小球结构出现损害,继而持续微量尿蛋白增高,临床症状进一步加重,可出现贫血、电解质紊乱和酸碱平衡失调,甚至出现尿毒症性脑功能障碍。

12.019　谷氨酸脱羧酶抗体　glutamic acid decarboxylase antibody, GADA
针对谷氨酸脱羧酶产生的抗体。是 1 型糖尿病发病初期的免疫标志物,也作为 1 型糖尿病患者接受治疗时的疗效监测指标。

12.020　胰岛细胞抗体　islet cell antibody, ICA
在胰岛细胞损伤时产生的一类多克隆混合性抗体。属器官特异性抗体,是在胰岛相关自身抗体检测中唯一无明确抗原的抗体,抗原为胰岛细胞质成分或微粒体组分,主要为 IgG 类。其存在是胰岛 B 细胞损伤的标志,也是 1 型糖尿病的免疫标志物,可用于诊断和预测 1 型糖尿病的发生和转归,也可作为胰岛腺移植术后的监测指标。

12.021　胰岛素抗体　insulin antibody

针对胰岛素分子产生的抗体。其产生主要有两种情况：一种出现于接受外源性胰岛素治疗的患者，主要和胰岛素制剂的纯度有关；另一种出现于从未接受胰岛素治疗的患者。

12.022　C 肽　C-peptide
又称"连接肽"。胰岛 B 细胞的分泌产物，与胰岛素有一个共同的前体——胰岛素原。一个分子的胰岛素原经酶切后，裂解成一个分子的胰岛素和一个分子的 C 肽，血 C 肽浓度间接反映胰岛素浓度。C 肽不被肝脏酶灭活，半衰期比胰岛素长，故血 C 肽浓度可更好地反映胰岛素的水平。

12.023　胰岛素抵抗　insulin resistance
各种原因导致机体对胰岛素的反应性降低，致使胰岛素不能发挥正常刺激组织细胞对葡萄糖摄取和利用的功能，发生单位胰岛素功能下降的现象。体内胰岛素的浓度并不下降，甚至高于正常，易导致代谢综合征和 2 型糖尿病。

12.024　糖化血红蛋白　glycosylated hemo-
globin
人体血液中红细胞内的血红蛋白与血糖结合的产物。血糖和血红蛋白的结合生成糖化血红蛋白是不可逆反应，并与血糖浓度成正比，且保持 120 天左右，所以可以检测到 120 天之前的血糖浓度。其检测通常可反映患者近 8～12 周的血糖控制情况。

12.025　慢性胰腺炎　chronic pancreatitis
由胆道疾病或酒精中毒等因素导致的胰腺实质进行性损害和纤维化的疾病。常伴钙化、假性囊肿及胰岛细胞减少或萎缩。主要表现为腹痛、消瘦、营养不良、腹泻或脂肪泻，后期可出现腹部包块、黄疸和糖尿病等。

12.026　糖尿病酮症酸中毒　diabetic ketoacidosis
糖尿病患者在各种诱因的作用下，出现代谢严重紊乱，形成高血糖、高血酮、酮尿、脱水、电解质紊乱、代谢性酸中毒等病理改变的综合征。是一种糖尿病急性并发症，也是内科常见急症之一。

12.03　胰腺及胰肾联合移植术后并发症

12.027　胰腺移植术后胰腺炎　pancreatitis after pancreas transplantation
胰腺移植术后最常见的并发症之一。胰腺移植术后移植物发生胰酶激活，从而引起移植胰腺组织自身消化的化学性炎症。主要与手术损伤、缺血再灌注损伤、肠液或尿液反流、排斥反应、感染等因素有关。多为水肿性，但也可发展为出血性及坏死性胰腺炎，以致移植胰腺功能丧失，通常伴发明显的胰腺周围炎。

12.028　原发性移植胰腺无功能　primary pancreas graft nonfunction
在排除能够引起胰腺移植物无功能的早期原因（移植物血栓形成、超急性排斥反应等）后的移植胰腺功能丧失。危险因素包括供者年龄过大、保存时间过长或保存不当等。无有效治疗手段，只能行再次移植。

12.029　移植胰腺功能延迟恢复　delayed pancreatic graft function, DPGF
胰腺移植成功后受者出院时仍需要补充外源性胰岛素，但小于移植前用量，不包括偶尔应用小剂量胰岛素及因手术失败而完全恢复应用胰岛素者。

12.030　胰腺移植术后血管血栓形成　pancreatic vascular thrombosis after pancreas transplantation
胰腺移植术后移植物血管内由于血栓形成

导致的管腔部分或完全堵塞。分为早期和晚期两类。早期移植物血栓形成是术后移植胰腺功能丧失的主要原因之一，主要原因包括糖尿病患者高凝状态、胰腺的低灌注状态、缺血再灌注损伤激活凝血系统、手术损伤导致组织水肿等。晚期移植胰腺血栓形成主要与慢性排斥反应有关。

12.031　胰腺移植术后动静脉瘘　arteriovenous fistula after pancreas transplantation

胰腺移植术后动静脉主干之间产生的异常血流交通支的现象。是导致移植物失功能的少见病因。可发生在术后数小时，也可以发生在术后多年。

12.032　胰腺移植术后假性动脉瘤　pseudoaneurysm after pancreas transplantation

胰腺移植术后出现移植物动脉吻合口周围管壁撕裂或穿破，血液自破口流出而被邻近的组织包裹所形成的血肿。是胰腺移植术后可危及生命的并发症。

12.033　胰腺移植术后胰漏　pancreatic leakage after pancreas transplantation

胰腺移植术后由各种原因导致的胰液从胰腺膀胱或肠内引流吻合口漏出的现象。根据发生的时间早晚分为早期和晚期。早期胰漏主要发生在十二指肠膀胱/空肠吻合口，危险因素包括保存时间过长、十二指肠炎等。晚期胰漏多发生在十二指肠，常见原因是十二指肠残端溃疡和穿孔。

12.034　胰腺移植术后胰瘘　pancreatic fistula after pancreas transplantation

胰腺移植术后因各种原因导致胰液从胰管吻合口漏出 7 天以上的现象。胰瘘发生率较低，多为移植胰腺炎后遗症，可伴有假性囊肿形成。

12.035　胰腺移植术后胰腺假性囊肿　pancreatic pseudocyst after pancreas transplantation

胰腺移植术后胰液漏出或胰腺炎致胰腺自身消化，从而引起局部组织坏死，崩解物等聚积，被周围脏器或组织所包裹形成的囊性包块。囊壁由炎性纤维结缔组织构成，无胰腺上皮层衬垫。

12.036　胰腺移植术后腹腔内出血　intraperitoneal hemorrhage after pancreas transplantation

胰腺移植术后各种原因引起的腹腔内活动性出血。早期出血的主要原因为术中止血不彻底、抗凝剂过量，出血可发生在移植胰、胰膀胱吻合口、十二指肠节段和血管吻合口等部位。晚期出血较少见，一般是由假性动脉瘤破裂或动静脉瘘破裂引起。

12.037　胰腺移植术后血尿　hematuria after pancreas transplantation

胰腺移植术后尿液中混有红细胞的异常状态。在膀胱引流式胰腺移植患者中十分常见。

12.038　胰腺移植术后代谢性酸中毒　metabolic acidosis after pancreas transplantation

膀胱引流术式中最常见的并发症之一。大量碱性胰液经膀胱丢失，可引起代谢性酸中毒。但随着时间的延长，患者的代偿能力增强，代谢紊乱逐渐得以缓解，一般不会导致移植胰功能丧失。可口服碳酸氢钠片治疗，对保守治疗难以纠正的严重代谢紊乱，可考虑转换为肠内引流式。

12.04 胰 岛 移 植

12.039　胰岛移植　islet transplantation
供者的胰腺组织在体外通过一系列处理后形成胰岛细胞团,经穿刺、注射、介入等方法移植到受者体内。是治疗胰岛素依赖型糖尿病的方法之一。与胰腺移植相比,具有手术简单、安全、并发症少的优点。

12.040　同种自体胰岛移植　autologous islet transplantation
同一个体自身由于胰腺外分泌疾病需要切除大部分甚至全部胰腺组织,但胰腺内分泌功能尚存,此时可以利用自身的健康胰腺组织分离出胰岛细胞并植回体内。主要用于慢性胰腺炎及胰腺癌手术患者。自体移植可避免排斥反应。

12.041　同种异体胰岛移植　allogeneic islet transplantation
将某一个体的胰腺组织通过一系列处理后形成胰岛细胞团,经穿刺、注射、介入等方法移植到同一种系另一个体体内。

12.042　异种胰岛移植　islet xenotransplantation
将一个物种的胰腺组织通过一系列处理后形成胰岛细胞团,经穿刺、注射、介入等方法移植到另一个物种体内。

12.043　立即经血液介导炎症反应　instant blood-mediated inflammatory reaction, IBMIR
新移植的外源性胰岛与血流接触的瞬间激活血小板,导致凝血及补体系统瀑布式级联反应,严重损伤胰岛,造成胰岛功能早期受损和丧失。在胰岛移植后期阶段通过促进抗原的提呈而导致一个加速和增强的细胞介导的免疫排斥反应。是胰岛移植物原发性无功能的重要原因之一。

12.044　胰岛分离　islet isolation
利用机械方法或胶原酶消化等处理胰腺组织,将具有内分泌功能的胰岛从外分泌胰腺组织中分离出来的过程。

12.045　胰岛纯化　islet purification
将分离得到的胰岛通过过滤、密度梯度离心或利用单克隆抗体等方法,去除杂质,提高胰岛产量及纯度的过程。是改善胰岛移植效果的重要一环。

12.046　胰岛当量　islet equivalent quantity, IEQ
胰岛的计数单位,按胰岛的直径类别计数胰岛。换算成直径 150 μm 的胰岛相当于 1 胰岛当量(IEQ)。

12.047　葡萄糖刺激的胰岛素释放试验　glucose stimulated insulin releasing test
胰岛内分泌功能的一种检测方法。利用葡萄糖刺激胰岛 B 细胞引起胰岛素释放增加,从而反映 B 细胞的功能状态。

12.048　微囊　microcapsule
利用天然的或合成的高分子材料包封形成的微小囊状粒子。通常粒径为 1～250 μm,其基本成分是海藻酸钠、海藻酸钡、海藻酸钙、氯化钙等,允许营养物质和移植物分泌的激素通过,而不允许免疫球蛋白和免疫细胞通过,并且这些材料无毒性、具有良好组织相容性的特点。

12.049　微囊化技术　microencapsulation
运用一定的方法和仪器,使用天然的或合成的高分子材料将固体、液体甚至是气体的微小颗粒包裹在直径为 1～500 μm 的半透性或密封囊膜的微型胶囊内的技术。

12.050 微囊化胰岛移植 microencapsulated islet transplantation

采用微囊化技术将供者的胰岛细胞进行囊化包裹,再移植入受者体内的技术。可使移植物与宿主的免疫系统隔离开,从而使其免受宿主免疫系统的攻击而长期存活。

13. 小 肠 移 植

13.01 小 肠 移 植

13.001 小肠移植 small intestine transplantation

将供者的部分有功能的小肠通过手术的方式移植到患者体内的治疗手段。

13.002 单独小肠移植 isolated small intestine transplantation

移植器官仅包括小肠而不含有其他器官的手术。

13.003 活体小肠移植 living small intestine transplantation

依据移植物的来源分类,移植小肠来自活体供者的小肠移植。

13.004 节段小肠移植 segmental small intestine transplantation

按小肠移植长度与部位进行小肠移植分类,供者小肠为部分肠段而非全小肠的小肠移植。

13.005 全小肠移植 whole small intestine transplantation

按小肠移植长度与部位进行小肠移植分类,移植小肠包括空肠、回肠全部的小肠移植。

13.006 一期小肠移植 one-stage small intestine transplantation

按移植小肠连续性重建时间进行小肠移植分类,在完成移植小肠血管重建的同时切除受者残存无功能小肠,将移植小肠与剩余小肠或十二指肠及结肠吻合以恢复肠道连续性。临床小肠移植主要采用一期小肠移植。

13.007 二期小肠移植 two-stage small intestine transplantation

按移植小肠连续性重建时间进行小肠移植分类,在完成移植小肠血管重建时,不将移植小肠与受者原消化道吻合以恢复其连续性,而是将移植小肠行腹壁造口,待受者病情稳定、能够耐受再次手术时再切除原来的小肠,恢复消化道连续性。动物实验多采用二期小肠移植,临床小肠移植一般不采用此技术。

13.008 异位小肠移植 heterotopic small intestine transplantation

按移植物位置进行小肠移植分类,移植小肠近端不与受者十二指肠或空肠吻合,移植小肠远端不与受者结肠吻合,而是将移植小肠的近端和远端分别在腹壁造口,以便于观察移植物。

13.009 原位小肠移植 orthotopic small intestine transplantation

按移植物位置进行小肠移植分类,移植小肠与受者的消化道吻合恢复其连续性。临床小肠移植为了恢复肠道连续性同时又便于观察移植物,一般将移植小肠近端与受者空肠或十二指肠吻合,距移植小肠末端 20 cm 左右将回肠与结肠吻合,再将移植小肠末端造口以便于观察移植物,既能恢复移植小肠连续性,又能形成小肠移植物观察窗。

13.010 自体小肠移植 autologous small intestine transplantation

移植小肠自某一个体切除后按小肠移植进行保存后再移植至同一个体的小肠移植。供者与受者系同一个体,不会产生排斥反应等免疫学问题,但不可避免地会出现小肠移植后缺血再灌注损伤的自然过程。

13.011　异体小肠移植　heterologous small intestine transplantation

移植小肠自某一个体切除后按小肠移植进行保存后再移植至不同个体的小肠移植。临床小肠移植主要是异体小肠移植。

13.012　序贯小肠移植　sequential small intestine transplantation

按小肠与肝脏移植先后进行小肠移植分类,短肠综合征合并肝衰竭的患者,在接受肝脏移植后剩余短肠经过适应仍不能提供维持机体与生长需要的营养素则再进行的小肠移植。

13.013　移植小肠血管保存　small intestine graft vascular preservation

移植小肠在移植前保存的技术。将器官保存液(一般为 4℃)自移植小肠动脉灌注以快速降低移植小肠中心温度、降低移植小肠代谢、维持移植小肠活力的措施。

13.014　肠腔保存　lumen preservation

移植小肠特有的保存技术。在器官保存时除了自移植小肠动脉灌注器官保存液外,还可以自肠腔灌注含有抗生素的低温液体,这样

既可以迅速降低移植小肠中心温度,还可能清除肠腔内容物, 以减少污染。

13.015　腔静脉回流　vena cava drainage

小肠移植的静脉回流方法之一。移植小肠的静脉与受者下腔静脉吻合,使血液回流至下腔静脉的方法。不完全符合生理要求, 但因技术相对简单而在临床中广泛采用。

13.016　小肠移植的门静脉回流　porta vein drainage in small intestine transplantation

小肠移植的静脉回流方法之一。移植小肠的静脉与受者门静脉或肠系膜上静脉吻合,血液回流至门静脉的方法。与腔静脉回流相比更符合生理要求, 但技术要求较高。

13.017　肠造口术　enterostomy

将肠管的一端或两端引出体表以形成一个开口,或形成一个袢的技术。可分为暂时肠造口术和永久肠造口术。广泛应用于小肠移植,用于观察移植小肠血供与排斥。

13.018　暂时肠造口术　temporary enterostomy

肠造口一段时间后再次通过手术方式将肠造口回纳以恢复肠道连续性的技术。

13.019　永久肠造口术　permanent enterostomy

永久保持肠造口而不将肠造口回纳的技术。

13.02　小肠移植适应证与受者评估

13.020　肠衰竭　intestinal failure

肠梗阻、运动功能障碍、手术切除肠袢、先天性缺陷或疾病等导致的肠吸收或运动功能丧失。不能维持机体蛋白质–能量、液体、电解质或微量营养素平衡。

13.021　营养衰竭　nutrition failure

机体所得到的营养素不足以维持机体蛋白质–能量、液体、电解质或微量营养素平衡或生长需要。主要原因有肠道吸收面积不足或障碍、肠外或肠内营养的途径丧失或因营养支持/治疗并发症而不得不终止营养支持/治疗。

13.022　肠功能障碍　intestinal dysfunction

肠实质和(或)功能的损害,导致消化吸收营养物、内分泌和(或)黏膜屏障功能严重障碍。主要分为功能性小肠长度绝对减少型、小肠实质广泛损伤型和肠黏膜屏障功能损害型。可同时伴有肠消化吸收功能障碍。

13.023　肠道内分泌功能障碍　intestinal endocrine dysfunction

肠道内分泌功能不足或紊乱,导致机体肠–组织器官功能轴改变,对组织器官或系统造成损害。

13.024　短肠综合征　short bowel syndrome

由各种原因造成的肠道长度过短,导致营养物质和(或)水、电解质的吸收无法满足机体健康和(或)儿童正常生长、发育需求的临床病症。

13.025　超短肠综合征　ultra-short bowel syndrome

残存小肠<30cm而造成的一种以严重的腹泻和营养障碍为主要表现的临床病症。是小肠移植的主要适应证之一。

13.026　先天性短肠综合征　congenital short bowel syndrome

先天性原因导致的短肠综合征。多见于新生儿或儿童。主要原因有腹裂、小肠闭锁、中肠旋转不良导致的小肠异位固定或异常扭转等。

13.027　肠系膜上动脉血栓形成　superior mesenteric artery thrombosis

肠系膜血管缺血性疾病之一。肠系膜上动脉腔内血液凝聚成团阻断来自腹腔动脉的血流,从而影响肠道的血供。是导致小肠缺血、坏死行小肠大量切除而产生短肠综合征的主要原因之一。

13.028　肠系膜上动脉栓塞　superior mesen-teric artery embolism

肠系膜血管缺血性疾病之一。栓子进入肠系膜上动脉,发生急性完全性或部分性血管闭塞,使肠系膜上动脉血供突然减少或消失,导致肠壁肌肉功能障碍、急性缺血和坏死。是肠系膜缺血性疾病导致短肠综合征最常见的原因。

13.029　肠系膜上静脉血栓形成　superior mesenteric venous thrombosis

肠系膜上静脉腔内血液凝聚成团阻断肠系膜的血液回流,导致肠道淤血而产生损伤性改变。是肠系膜血管缺血性疾病的原因之一。

13.030　微绒毛包含病　microvillous inclu-sion disease

又称"先天性微绒毛萎缩(congenital mi-crovillus atrophy)""戴维森病(Davidson disease)"。一种少见的常染色体隐性遗传性小肠疾病。典型病例为新生儿或出生后数日慢性、顽固性腹泻,导致代谢性酸中毒或严重脱水。是小肠移植重要的适应证之一。

13.031　先天性簇绒肠病　congenital tufting enteropathy

又称"肠黏膜发育异常(intestinal epithelial dysplasia)"。由肠黏膜分化与极化先天性遗传缺陷所致的一种罕见的肠道功能失常性疾病。表现为顽固性腹泻。

13.032　空洞性内脏肌病　hollow visceral myopathy

一种小肠不能收缩与推进食物的消化性疾病。任何消化道都可受影响,临床症状与肠梗阻相似,容易与假性肠梗阻混淆。

13.033　慢性假性肠梗阻综合征　chronic intestinal pseudo-obstruction syn-drome

又称"慢性特发性假性肠梗阻综合征(chronic idiopathic intestinal pseudo-obstruction syndrome)"。由神经抑制、毒素刺激或肠壁平滑肌本身的病变导致的肠壁肌肉运动功能紊乱的疾病。临床表现为肠梗阻的症状和体征，但无肠内外机械性肠梗阻因素存在，是无肠腔阻塞的一种综合征。

13.034　放射性肠炎　radiation enteritis
又称"放射性肠损伤(radiation intestinal injury)""放射性肠病(radiation enteropathy)"。由腹部、盆腔放射性照射导致的以肠道炎症为表现的并发症。临床表现包括恶心、呕吐、腹痛与腹胀、水样泻或血样便、脂肪便及体重减轻。

13.035　克罗恩病　Crohn disease
又称"节段性肠炎(segmental enteritis)"。一种消化道的慢性、反复发作和非特异性的透壁性炎症。病变呈节段性分布，可累及消化道任何部位，其中以末端回肠最为常见。临床表现主要包括腹部常感不适或隆起、腹痛、腹泻、呕吐及大便出血等。其病因尚不明确，可能与遗传、免疫、感染等因素有关。

13.036　腹裂　gastroschisis
先天性腹壁发育不全，在脐旁留有全层腹壁缺损并有内脏自缺损处脱出的一种罕见畸形。

13.037　先天性肠闭锁与狭窄　congenital intestinal atresia and stenosis
胚胎期肠管发育在再管化过程中部分肠道终止发育造成肠腔完全或部分阻塞的畸形。完全阻塞为闭锁，部分阻塞则为狭窄，可发生于肠道任何部位，但以回肠最多见，十二指肠次之，结肠罕见。

13.038　肠扭转　volvulus
肠管的某一段肠袢沿一个固定点旋转而引起肠道梗阻、扭转与压迫，进而影响肠管的血液供应。常因肠袢及其系膜过长引起。

13.039　坏死性肠炎　necrotic enteritis
又称"肠毒血症"。由魏氏梭菌引起的一种急性传染病。在人体主要见于早产儿胃肠道功能不成熟、感染、肠黏膜缺氧缺血等。

13.040　加德纳综合征　Gardner syndrome
又称"遗传性肠息肉综合征"。主要表现为结肠息肉、软组织肿瘤和骨瘤三联征的综合征。属常染色体显性遗传病，结肠息肉恶变率很高。

13.041　波伊茨-耶格综合征　Peutz-Jeghers syndrome
又称"黑斑息肉综合征"。一种少见的常染色体显性遗传性疾病。良性，约50%的患者有明显的家族史。主要表现为面部、口唇周围和颊黏膜的色素沉着，以及胃肠道多发息肉。病理上为错构瘤。

13.042　吸收不良综合征　malabsorption syndrome
由各种原因引起的小肠消化、吸收功能受损，以致营养物质不能正常吸收而从粪便中排泄，引起营养缺乏的临床综合征。

13.043　盲袢综合征　blind loop syndrome
又称"污浊盲袢综合征""淤积综合征(stasis syndrome)"。小肠内容物在肠腔内缓慢通过或停滞而导致细菌过度繁殖引起的腹泻、贫血、吸收不良和体重减轻的综合征。

13.044　肠内营养　enteral nutrition
通过口服或管饲的方法，经胃肠道途径为机体提供代谢需要的各种营养素的营养支持方式。具有符合生理状态、维护肠屏障功能、减少代谢并发症、改善临床结局(缩短住院时间和降低医疗费用)等优点。

13.045　肠外营养　parenteral nutrition
人体需要的所有营养素均经肠外(如静脉)途径输入，不经胃肠道摄入的一种营养支持方法。

13.046　家庭肠外营养　home parenteral nutrition
在专业营养支持团队的指导下,对需要长期依赖肠外营养支持的特殊患者,在家中接受的营养支持。

13.047　肠康复　intestinal rehabilitation
通过膳食、药物或手术恢复肠解剖、解除并发症、减少对肠外营养依赖的治疗手段。主要内容包括增加残存肠适应的营养生长因子、膳食纤维与肠外营养制剂等。

13.048　肠外营养相关并发症　parenteral nutrition-associated complication
肠外营养实施与应用过程中导致的并发症。主要分为导管相关性并发症和代谢并发症。

13.049　肠外营养相关性肝脏疾病　parenteral nutrition-associated liver disease
又称"肠外营养相关性淤胆(parenteral nutrition-associated cholestasis)"。肠外营养时出现淤胆(主要是儿童)或脂肪变性(主要是成年人),胆红素超过正常值上限 2 倍

(34.2 mmol/L)的疾病。

13.050　肠衰竭相关性肝脏疾病　intestinal failure-associated liver disease
肠衰竭患者在接受肠外营养支持时出现的肝脏损害。包括肠外营养,出生时低体重儿、未成熟儿,某些酶缺乏与遗传等多种病因导致的肠衰竭相关性肝脏疾病。

13.051　肠道通透性　intestinal permeability
肠壁具有选择性地允许某些物质以简单扩散方式通过的特性。主要是相对分子质量>150 的分子物质对肠上皮的渗透,而不是离子(如 Na^+、Cl^-等)的渗透。

13.052　肠屏障　intestinal barrier
肠道能防止肠腔内的有害物质如细菌和毒素进入体内其他组织器官和血液循环的结构与功能的总和。

13.053　细菌易位　bacterial translocation
当胃肠道黏膜屏障的完整性遭到破坏时,原先寄生于胃肠道内的微生物及其毒素越过受损的肠屏障,侵入门静脉系统,到达和通过肝脏而进入血液循环或其他脏器的现象。

13.03　小肠移植术后并发症

13.054　派尔集合淋巴结　Peyer patch
分布于小肠(尤其是回肠)黏膜内的淋巴细胞聚集体。是肠黏膜免疫系统的重要组成部分。

13.055　肠道相关淋巴组织　gut-associated lymphoid tissue, GALT
腹腔中胃肠道周围淋巴组织的总称。包括肠上皮细胞间、固有层的淋巴细胞、淋巴滤泡、派尔集合淋巴结、肠系膜淋巴结等,在防止细菌黏附及细菌易位中起重要作用。

13.056　黏膜免疫系统　mucosal immune system
广泛分布于呼吸道、胃肠道、泌尿生殖道黏膜下及一些外分泌腺体的淋巴组织。是执行局部特异性免疫功能的主要场所,是机体整个免疫网络的重要组成部分,也是具有独特结构和功能的独立免疫体系。在抵抗感染方面起着极其重要的作用,是机体抵抗感染的第一道防线。

13.057　黏膜相关淋巴组织　mucosal-associated lymphoid tissue, MALT
消化道、呼吸道及泌尿生殖道的集合淋巴组

织或其黏膜表面淋巴细胞及辅助细胞的统称。

13.058　选择性消化道去污　selective digestive decontamination
预防性应用肠道不吸收抗生素以清除肠腔内致病细菌、毒素等，以减少或避免细菌、毒素易位，继而减轻或防止全身炎症反应或

感染的手段。

13.059　腹腔间室综合征　abdominal compartment syndrome, ACS
由各种原因引起的腹内压升高至一定程度时，影响腹腔内、外组织器官的血液循环，进而引起一系列病理生理改变所形成的一种临床综合征。

14. 心 脏 移 植

14.01　心 脏 移 植

14.001　心脏移植　heart transplantation
为终末期心脏病患者移植入健康心脏的技术。

14.002　原位心脏移植　orthotopic heart transplantation
将受者的心脏切除，在原位置上植入供者心脏的技术。

14.003　经典原位心脏移植　classic orthotopic heart transplantation
又称"标准原位心脏移植（standard orthotopic heart transplantation）"。保留受者的左心房后壁、右心房后壁和侧壁，将供心左心房后壁的 4 根肺静脉口剪通，与受者的左心房吻合。供心的右心房自下腔静脉口前壁向右心耳剪开，与受者的右心房吻合的心脏移植手术。吻合顺序各有不同，有人主张先吻合左心房、右心房，再吻合大血管；也有人主张先吻合左心房和主动脉，开放主动脉，待心脏复跳后再吻合右心房和肺动脉。

14.004　双腔原位心脏移植　double cavity orthotopic heart transplantation
供心上、下腔静脉分别与受者上、下腔静脉吻合，保留受者左心房完整后壁与供者左心房吻合的心脏移植手术。吻合顺序为左心

房、下腔静脉、上腔静脉、主动脉和肺动脉。

14.005　全心原位心脏移植　whole heart orthotopic heart transplantation
切除受者全部心脏，仅于左、右肺静脉周围留一小块心房袖分别与供者左、右肺静脉袖吻合，受者上、下腔静脉分别与供者上、下腔静脉吻合的心脏术式。吻合顺序为左、右肺静脉及下腔静脉、上腔静脉、主动脉和肺动脉。

14.006　异位心脏移植　heterotopic heart transplantation
不切除病心，在身体的其他部位（多为右侧胸腔）移植入一颗心脏的技术。

14.007　多米诺心脏移植供心　donated heart from domino heart transplantation
又称"活体心脏移植供心"。心肺移植受者切除下来的心脏作为供心移植给其他患者，即前一位受者所切除的心脏为下一位受者的供心。

14.008　移植物再用供心　reused heart graft
心脏移植受者死亡时移植心脏功能正常并可切取再移植给其他受者使用。

14.009　供心心肌保护　myocardial protec-

tion for donated heart

在供心获取和心脏移植整个过程中,始终保持供心处于低温状态、有效的心肌灌注和置于保存液中。

14.010 体外循环 extracorporeal circulation

又称"心肺转流"。将静脉血引流至体外循环机中,经过氧合、过滤等处理再经血泵重新注入动脉系统的操作过程。

14.011 浅低温 mild hypothermia

体外循环过程中维持 32~35℃的体温。

14.012 中度低温 moderate hypothermia

体外循环过程中维持 26~31℃的体温。

14.013 深低温 deep hypothermia

体外循环过程中维持 25℃以下的体温。

14.014 深低温停循环 deep hypothermia circulatory arrest

体外循环手术中体温降至 25℃以下后在一定时间内完全停止机体血液循环,仅维持脑部低流量血液灌注,以进行下一步手术的技术。一般用于复杂的先天性心脏病、复杂的大血管手术。

14.015 毛细血管渗漏综合征 capillary leakage syndrome

毛细血管内皮细胞损伤导致血管通透性增加而引起液体渗漏到组织间隙,引起肺泡水肿、气体交换受限等的综合征。常见于大剂量使用 IL-2 所致的毒副作用。

14.016 搏动灌注 pulsatile perfusion

一种利用搏动血泵进行体外循环,将血液以搏动方式进行灌注。模仿正常的动脉血流状态,靠控制血泵的速度形成搏动血流。

14.017 非搏动灌注 non-pulsatile perfusion

血流以基本匀速的状态灌注。

14.018 激活全血凝固时间 activated clotting time of whole blood

全血中加入硅藻土或白陶土等物质,充分激活凝血因子并提供凝血表面而测得的凝血时间。用以监测体外循环过程中肝素抗凝效应及鱼精蛋白的拮抗效果。

14.019 肝素化 heparinization

注射肝素使凝血功能充分受到抑制而又不发生自发性出血。一般用于体外循环手术、血管手术过程中。

14.020 预充 prime

在体外循环开始之前预先在人工心肺机及连接管道内注入液体以排气并进行血液稀释的方法。

14.021 预充液 prime solution

预先注入人工心肺机及与体内循环相连接的管道内进行排气和血液稀释的液体。

14.022 自体血逆预充技术 retrograde autologous priming

在体外循环之前尽量用患者的自身血液来替换体外循环管路中的晶体预充液的技术。以减轻体外循环开始后迅速血液稀释给患者带来的不良影响。

14.023 主动脉阻断 aortic cross clamp

体外循环开始后在升主动脉部位以阻断钳夹,以阻断冠状动脉血流,进行心肌保护液灌注等下一步操作。

14.024 主动脉阻断时间 aortic cross clamp time

体外循环手术过程中自主动脉阻断至主动脉阻断钳开放的时间。

14.025 体外循环时间 bypass time

又称"转流时间"。体外循环机器自开始运转至达到停机条件、停止静脉引流的时间。

14.026 升主动脉深插管 deep intubation in ascending aorta
升主动脉远端插入动脉插管,导管远端深至主动脉弓以远的技术。

14.027 心脏停搏液 cardioplegia solution
体外循环手术开始后在冠状动脉内顺行灌注或在冠状静脉窦内逆行灌注的高钾液体。可使心脏在舒张状态下停止跳动。

14.028 微栓子 microemboli
体外循环过程中血液中由于气体、生物源性及非生物源性碎屑产生的直径在 500 μm 以下的颗粒。

14.029 真空辅助静脉引流 vacuum assisted venous drainage
体外循环过程中在静脉插管端连接可控的真空吸引装置,可促进静脉血引流至体外循环机的方法。

14.030 系统性炎症反应综合征 systemic inflammatory response syndrome
感染或非感染因素作用于机体而引起的机体失控的自我放大和自我破坏的全身炎症反应。

14.031 双腔静脉插管 double vena cava intubation
建立体外循环过程中上、下腔静脉分别插管引流的技术。

14.032 经食管超声心动图检查 trans-esophageal echocardiography, TEE
食管内插入超声探头,从心脏后方向前近距离进行心脏超声检查的技术。避免胸壁、肺等因素干扰,也易于在心脏手术中进行超声检测与评估。

14.033 容量复苏 volumetric resuscitation
又称"液体复苏(fluid resuscitation)"。在各种有效循环血量不足的疾病中,积极补充晶体、胶体溶液以改善循环状态的方法。

14.034 激素复苏 hormone recovery
对于脑死亡的供者使用甲状腺激素和甾体类激素及胰岛素、血管加压素等改善供者心脏状态的方法。

14.035 心内膜心肌活检 endomyocardial biopsy, EMB
采用活检钳直接钳取活体心脏组织,以进行组织形态学、组织化学、酶学、免疫学、病毒学及电子显微镜超微结构观察等研究的一种有创检查方法。是监测急性心脏排斥反应的"金标准"。能够早期、准确发现急性排斥反应,及时指导和评价免疫抑制剂治疗效果。

14.02 心脏移植适应证与受者评估

14.036 终末期心力衰竭 end-stage heart failure
又称"终末期心衰"。心力衰竭经适当病因治疗和常规抗心力衰竭处理(休息、限盐及使用利尿药、洋地黄、血管紧张素转化酶抑制剂等)后仍长期持续无改善或呈进行性加重。

14.037 扩张型心肌病 dilated cardiomyo-pathy
一种以左心室或双心室扩张伴收缩功能受损为特征的心肌疾病。与病毒感染、自身免疫性疾病、遗传、药物中毒、代谢异常相关,病情发展常致心力衰竭与心律失常。

14.038 肥厚型心肌病 hypertrophic cardio-myopathy

一种以心肌肥厚为特征的心肌疾病。可分为梗阻性与非梗阻性。常与遗传相关，可致猝死。

14.039　缺血性心肌病　ischemic cardiomyopathy

由长期心肌缺血导致的心肌局限性或弥漫性纤维化，引起心脏扩大或僵硬、充血性心力衰竭、心律失常等一系列临床表现的疾病。临床上与慢性克山病难以鉴别。

14.040　限制型心肌病　restrictive cardiomyopathy

以单侧或双侧心室充盈受限和舒张期容量下降为特征的心肌病。心室收缩功能及厚度正常或接近正常。

14.041　机械辅助循环　mechanical circulatory support

由机械装置对血液循环进行辅助的手段。包括主动脉内球囊反搏、心室辅助装置、全人工心脏、体外膜肺氧合及其他循环支持系统。

14.042　主动脉内球囊反搏　intra-aortic balloon pump, IABP

在胸主动脉内植入圆柱状球囊进行循环辅助的装置。心脏收缩期球囊放气，改善左心射血，舒张期球囊充气，增加主动脉舒张期压力，从而改善冠状动脉灌注及循环状态。

14.043　心室辅助装置　ventricular assist device, VAD

将心房或心室内血液引流至辅助装置内，经血泵升压后回输至动脉系统，从而部分或全部替代心脏的泵血功能的装置。

14.044　全人工心脏　total artificial heart, TAH

一种用于代替心脏两个心室的设备。心力衰竭晚期患者两个心室都无法再发挥功能时，可通过人工心脏维持生命，并有机会过渡到心脏移植。

14.045　纽约心功能分级　New York Heart function assessment

美国纽约心脏学会于 1928 年提出的针对慢性心力衰竭患者进行心功能评价的标准。分Ⅰ～Ⅳ级。

14.046　射血分数　ejection fraction

心室舒张末期容积与收缩末期容积之差（即搏出量）占心室舒张末期容积的百分比。

14.047　射血分数正常的心力衰竭　heart failure with normal ejection fraction

又称"舒张性心力衰竭""射血分数保留的心力衰竭（heart failure with preserved ejection fraction）"。由于左心室舒张期主动松弛能力受损和心肌顺应性降低，心肌细胞肥大伴间质纤维化使其僵硬度增加，导致左心室在舒张期充盈受损，心搏量减少，左心室舒张期末压力增高而发生的心力衰竭。

14.048　心肺运动试验　cardiopulmonary exercise test, CPET

一种全面整体地观察从静息到运动状态心肺代谢等多系统功能，对整体功能进行无创评估的临床检测方法。

14.049　最大耗氧量　maximal oxygen consumption

个体在劳力状态下能消耗的最大氧气量。单位是 ml/（kg·min）。

14.050　肺血管阻力　pulmonary vascular resistance, PVR

肺部血管的阻力，即血液流动时受到血管壁的阻力，以及血管由于弹性舒张收缩引起的阻力。用来监测右心室后负荷。

14.051　急性血管反应试验　acute vasoreac-

tivity test

利用右心导管技术,在监测肺动脉高压患者血流动力学的情况下进行的短期药物试验。以预测患者是否对长期扩血管药物治疗有效。

14.052 右心导管检查 right heart catheterization

将心导管插入右心系统进行检查的技术。导管由周围静脉插入,沿静脉送至腔静脉,然后至右心房、右心室、肺动脉及其分支,以了解上述各部位的压力、血氧含量和血流动力学改变及三尖瓣膜病变程度。以明确诊断,确定治疗方案。

14.053 植入型心律转复除颤器 implantable cardioversion defibrillation pacemaker

用一定形式的电脉冲刺激心脏,使之按一定频率有效地收缩的一种植入式电子装置。对心律失常的治疗康复有良好效果。可用于治疗心动过缓、传导阻滞、心动过速及心力衰竭,也为难治性心力衰竭和反复发作危及生命的室性心动过速、心室颤动患者提供了新的治疗途径。

14.03 心脏移植术后并发症

14.054 右心衰竭 right heart failure

由于右心室收缩力下降、容量变化、三尖瓣反流、肺动脉压力升高等造成的右心搏出功能下降、体循环淤血的综合征。

14.055 左心衰竭 left heart failure

由于左心室收缩力下降、容量变化、二尖瓣或主动脉瓣功能异常等造成的左心搏出功能下降,肺循环淤血的综合征。

14.056 移植心脏[冠状动脉]血管病变 cardiac graft vasculopathy

心脏移植术后由于免疫抑制剂代谢因素,引起供者心外膜下及心肌内冠状动脉呈弥漫性、同心圆状的纤维性内膜增厚,管腔狭窄,伴有大量炎症细胞浸润,造成心肌缺血,并最终出现移植物衰竭。

14.057 心脏移植后肾功能不全 renal insufficiency after heart transplantation

心脏移植受者由于术前存在的肾功能不全、手术损伤及术后免疫抑制剂影响,术后肾功能持续下降的症状。

14.058 心脏移植后高血压 hypertension after heart transplantation

心脏移植后早期数天内出现头痛、恶心、呕吐等高血压症状。主要由于移植后心功能好转,心排血量增加,而术前存在的周围血管阻力还未能及时降低所引起,尤其当移植心脏大于受者体重所需时多见。一般经对症治疗后逐渐消退。后期的高血压常与环孢素有关。

14.059 冠状动脉粥样硬化 coronary atherosclerosis

冠状动脉内膜有类脂质沉着、复合糖类聚积,继而导致纤维组织增生和钙沉着的现象。

14.060 心脏移植后糖尿病 diabetes mellitus after heart transplantation

心脏移植术后30天出现的新发糖尿病。需要接受胰岛素治疗。

15. 肺 移 植

15.01 肺 移 植

15.001 肺移植 lung transplantation
将受者功能衰竭的肺取出后,将健康的供肺移植到患者体内的技术。

15.002 单肺移植 single lung transplantation, SLT
将受者单侧肺取出后,将健康的肺脏移植到患者体内的技术。

15.003 整块双肺移植 en-bloc double-lung transplantation
将双肺,包括气管、肺动脉干和左心房的大部分,作为一个整体在体外循环下进行的移植。

15.004 序贯式双肺移植 sequential bilateral lung transplantation
一侧单肺移植完成后,采取同样方式行对侧肺移植。

15.005 肺叶移植 lobar lung transplantation
将供者提供的肺叶作为移植物进行的移植。

15.006 活体肺叶移植 living lobar lung transplantation
利用健康供者提供的肺叶进行的移植。通常需要两个健康的供者分别提供右下肺和左下肺作为供肺进行移植。常见于儿童肺移植。

15.007 肺再移植 lung retransplantation
将功能衰竭移植肺取出后,将健康的肺脏再次移植到患者体内的技术。

15.008 异种肺移植 xenogeneic lung trans-plantation
两种不同种属生物个体之间的肺移植。

15.009 同种异体肺移植 allogeneic lung transplantation
同种生物不同个体之间的肺移植。

15.010 理想供肺 ideal donated lung
年龄<55 岁,没有胸外伤,机械通气<48 小时,没有哮喘、肿瘤病史,痰培养阴性,氧合指数>300 mmHg,胸片和气管镜检查正常的供肺。

15.011 边缘供肺 marginal donated lung
器官移植供者捐献的功能处于边缘状态、质量较差的供肺。在供肺严重短缺的现实下,该部分供者所捐献的肺,是对移植事业的重要弥补。

15.012 扩展供肺 extended donated lung
存在严重胸部外伤、胸片提示广泛渗出、气管镜下存在脓性分泌物等情况的供肺。

15.013 活体供肺 living donated lung
从健康的供者身上切取的供肺。

15.014 心脏死亡供肺 donated lung from cardiac death donor
从心脏死亡供者身上切取的供肺。

15.015 脑死亡供肺 donated lung from brain death donor
从脑死亡供者身上切取的供肺。

15.016 单肺移植供肺 single lung graft

由供者捐献的供单肺移植受者植入的单侧肺脏。

15.017　双肺移植供肺　bilateral lung graft
由供者捐献的供双肺移植受者植入的双侧肺脏。

15.018　供肺灌注保存液　donated lung preservation solution
在获取及保存供肺期间，灌注到肺动、静脉中的液体。理想的肺灌注保存液能防止灌洗保存期间肺间质水肿，抑制细胞内水肿、酸中毒，防止氧自由基对细胞及组织的损伤，并在保存期间为肺提供必要的能量供给。

15.019　顺行灌注　anterograde flush
将肺灌注保存液以一定的灌注压力，通过肺动脉圆锥处插入的一根灌注管，同时开放下腔静脉和左心耳、关闭升主动脉，向供者肺循环内灌注肺保存液的方法。

15.020　逆行灌注　retrograde flush
将肺灌注保存液以一定的灌注压力，通过左房袖或肺静脉插入的一根灌注管，同时开放肺动脉，向供者肺循环内灌注肺保存液的方法。

15.021　离体肺灌注系统　*ex vivo* lung perfusion system, EVLP system
在常温下模拟正常的生理过程，以呼吸机维持肺通气，以离心泵、膜肺系统及特殊的循环液维持肺血液循环，用以保存和修复供肺的一整套装置的总称。

15.022　低钾右旋糖酐液　low potassium dextran solution, LPD solution
模拟细胞外液成分配制而成，含有低浓度 K^+ 和高浓度 Na^+，同时含有低分子右旋糖酐 40 的液体。广泛用于供肺保存。

15.023　肺减容术　lung volume reduction surgery, LVRS
切除过度膨胀的肺组织的一种手术。单肺移植中，如果在自体肺有肺灌流较差的靶区，可同时实施自体肺的肺减容术以改善通气分布和减少自体肺过度膨胀。

15.024　蛤壳式切口　clam-shell incision
切开双侧第 4 或第 5 肋间胸壁及横断胸骨开胸形成的切口。呈 "蛤壳状"，能更好地暴露肺门结构、纵隔和双侧胸腔。

15.025　支气管端端连续吻合　bronchus end-to-end anastomosis
将供肺、受者支气管后壁靠近，用 4-0 可吸收缝线连续缝合支气管膜部，用 4-0 可吸收缝线间断 "8" 字缝合软骨环部的吻合方式。避免供肺和受者支气管重叠。

15.026　望远镜式吻合　telescope anastomosis
又称 "套叠式吻合"。将口径小的供肺支气管端伸入口径大的受者支气管断端约一个软骨环的距离并进行缝合的吻合方式。

15.027　经支气管肺活检　transbronchial lung biopsy
活检钳经气管镜的工作通道进入支气管内进行活检的方法。用于肺移植术后鉴别感染与排斥反应。

15.02　肺移植适应证与受者评估

15.028　慢性阻塞性肺疾病　chronic obstructive pulmonary disease, COPD
一种以持续存在的气流受限为特征，以逐渐进展的咳嗽、咳痰、气急为主要临床表现的呼吸系统常见疾病。与肺部对香烟烟雾等有害气体或有害颗粒的异常炎症反应有关。主要累及肺脏，但也可引起全身（或称肺外）不良反应。

15.029　特发性肺间质纤维化　idiopathic pulmonary fibrosis, IPF
病因不明，局限于肺部的、慢性进行性纤维化间质性肺炎的一种特殊形式。组织学和（或）影像学表现为普通型间质性肺炎。无特殊有效的内科学治疗方法，预后极差。

15.030　囊性肺纤维化　cystic pulmonary fibrosis, CPF
一种常染色体隐性遗传的先天性疾病。常累及胃肠道和呼吸道。临床表现为慢性咳嗽和喘鸣，与反复或慢性肺部感染有关。

15.031　支气管扩张症　bronchiectasis
感染、理化、免疫或遗传等因素引起支气管壁肌肉和弹性支撑组织的破坏，从而引起的中等大小支气管的不正常扩张。临床表现为慢性咳嗽、大量脓痰、反复咯血及反复肺部感染。

15.032　肺结节病　pulmonary sarcoidosis
一种原因未明的超敏反应性疾病。表现为非特异性肺泡炎、非干酪样坏死性肉芽肿及病变晚期不同程度的肺间质纤维化。

15.033　肺淋巴管平滑肌瘤　pulmonary lymphangioleiomyomatosis, PLAM
一种病因不明、持续发展的特发性弥漫性肺部疾病。临床表现为劳力性呼吸困难、自发性气胸及乳糜胸等。通常只发生于育龄期女性。

15.034　肺源性心脏病　cor pulmonale
又称"肺心病"。肺组织或肺动脉及其分支的病变，引起肺循环阻力增加，继而发生肺动脉高压，导致右心室增大伴或不伴充血性

心力衰竭的一组疾病。按病程的缓急可分为急性和慢性两类。

15.035　结缔组织病　connective tissue disease, CTD
一类以血管及结缔组织慢性炎症为基础的自身免疫性疾病。多种疾病可引起间质性肺病，包括系统性红斑狼疮、类风湿关节炎、多发性肌炎、皮肌炎、系统性硬化和混合性结缔组织病。

15.036　肺朗格汉斯细胞组织细胞增多症　pulmonary Langerhans cell histiocytosis
一类相对罕见的肺部疾病。与吸烟密切相关。临床表现为良性和迁延性病程，常见于青年人。肺组织病理以朗格汉斯细胞增生和浸润为特征。形成双肺多发的细支气管旁间质结节和囊腔。

15.037　特发性肺动脉高压　idiopathic pulmonary arterial hypertension, IPAH
曾称"原发性肺动脉高压"。一种病因不明的肺动脉高压，常伴有肺小动脉的阻塞性病变。病情进展缓慢，但逐渐加剧并引起右心增大，最终导致右心衰竭。

15.038　代谢性骨病　metabolic bone disease
机体因先天性或后天性因素破坏或干扰了正常骨代谢和生化状态，导致骨生化代谢障碍而发生的骨疾病。发病机制包括骨吸收、骨生长和矿物质沉积三方面的异常。是肺移植术前全身状态评估的重要内容之一。

15.039　BODE 指数　BODE index
又称"BODE 评分"。采用 4 种因素，即体重指数、气流阻塞程度、呼吸困难和运动能力，组成多因素分级系统。分为 1～4 级，评分越高，患者情况越差，主要用于综合预测和判断慢性阻塞性肺疾病患者的病情。

15.040 体重指数 body mass index, BMI
又称"体质量指数"。衡量人体肥胖程度的一个指标。用体重(kg)除以身高(m)平方得出的数值。

15.041 气流阻塞程度 degree of airflow obstruction
呼吸过程中气流受限的程度。常以第1秒用力呼气量评价气流阻塞程度。

15.042 呼吸困难 dyspnea
患者因气绝产生的一种自觉症状。临床表现为呼吸频率、深度和节律的改变。

15.043 运动能力 exercise capacity
人体在运动过程中表现出来的活动能力。常以6分钟步行试验来评价。

15.044 6分钟步行试验 6 min walk test
一项用以评定慢性疾病患者运动能力的方法。要求患者在平直走廊上尽可能快地行走,测定6分钟的步行距离。

15.03 肺移植术后并发症

15.045 闭塞性细支气管炎综合征 bronchiolitis obliterans syndrome
一种慢性肺移植排斥反应的表现。由于小气道纤维化闭塞呈进行性不可逆性发展,移植肺的功能逐渐丧失。临床表现为胸闷、气急,呈进行性、不可逆的阻塞性通气功能障碍。

15.046 急性排斥反应病理分级 pathological grade of acute rejection
一种评价肺移植术后急性排斥反应的分级标准。经纤维支气管镜肺活检是诊断肺移植术后急性排斥反应的金标准,根据血管周围炎症细胞浸润情况分为0~4级,4级最严重。

15.047 原发性移植肺失功 primary lung graft dysfunction, PLGD
供肺缺血、保存和再灌注等各环节相关损伤导致的移植肺呼吸功能不全。是肺移植围手术期最常见的死亡原因。临床主要表现为肺移植术后72小时内出现严重的低氧血症、肺水肿,以及胸部X线检查发现渗出性肺部浸润表现等。

15.048 肺缺血再灌注损伤 lung ischemia reperfusion injury, LIRI
恢复血流后,供肺组织损伤加重,甚至发生不可逆性损伤的现象。临床表现为原发性移植肺失功,通常发生于移植后24小时,高峰可延迟至术后第4天,大部分患者在术后1周开始明显缓解。

15.049 气道并发症 airway complication
肺移植术后发生的吻合口并发症。包括吻合口狭窄、吻合口裂开、肉芽组织增生、气管支气管软化、吻合口瘘和吻合口感染六种基本类型。

15.050 支气管吻合口曲霉菌感染 aspergillosis of bronchial anastomosis
肺移植术后发生的支气管吻合口感染性疾病。肺移植术后由于支气管吻合口缺血,容易发生真菌感染,其中曲霉菌是最常见的、可造成致命感染的潜在致病原,可进一步发展成侵袭性曲霉菌病。

15.051 支气管吻合口狭窄 bronchial anastomotic stenosis
肺移植术后发生的支气管吻合口管腔缩小的一种现象。多发生于术后最初的数个月,可能与手术技术、支气管软化或肉芽组织增生有关。若主支气管管腔直径减少50%以上,即可认为有明显的功能性改变。

15.052　气管支气管软化　tracheobroncho-malacia

因气管缺乏应有的软骨硬度和支撑力造成的管腔不同程度塌陷的一种病理现象。肺移植术后由于缺血、感染等原因可发生吻合口附近或远端的支气管软化。

15.053　支气管瘘　bronchial fistula

肺移植术后支气管与周围组织结构间存在的异常通道。是肺移植术后较为少见的气道并发症，但治疗难度大。包括支气管胸膜瘘、支气管纵隔瘘和支气管血管瘘。

15.054　支气管吻合口裂开　bronchial anastomotic dehiscence

肺移植术后发生的吻合口分离现象。肺移植术后严重的并发症，一般发生于术后早期

1～5周，死亡率高。最初表现为坏死，可迅速发展成裂开，分为部分裂开和完全裂开。

15.055　血管吻合口狭窄　vascular anastomotic stenosis

肺移植术后发生的血管性疾病。由于供、受者血管不匹配及手术技术原因，引起肺静脉或肺动脉的吻合口狭窄，可通过食管超声心动图检查或增强计算机体层成像(CT)诊断。

15.056　胃食管反流病　gastroesophageal reflux disease, GERD

胃十二指肠内容物反流进入食管并引起临床表现和病理变化的一种疾病。临床表现为反酸、疼痛和咳嗽，内科治疗无效者需要行胃底折叠术治疗。

16. 器官联合移植

16.001　整块移植物　en-bloc graft

供者器官获取时，将需要移植的器官整块切取，获取的移植物保留各移植器官之间原有的组织解剖关系。

16.002　整块移植　en-bloc transplantation

将整块移植物一并移植入受者的手术。

16.003　器官联合移植　combined organ transplantation

将两个器官同时或先后移植入同一受者体内的手术。如肝肾联合移植、心肺联合移植等。

16.004　器官簇移植　organ cluster transplantation

三个或以上解剖关系紧密的器官同时进行移植。

16.005　器官簇　organ cluster

三个或以上解剖关系紧密的器官。

16.006　肝肾联合移植　combined liver and renal transplantation

对严重肝功能受损合并肾衰竭患者所实施的将供者肝脏与肾脏同时移植入体内的手术。

16.007　肝肺联合移植　combined liver and lung transplantation

对严重肝功能受损合并肺衰竭患者所实施将供者肝脏与肺脏同时移植入体内的手术。

16.008　肝肠联合移植　combined liver and intestine transplantation

对肠衰竭合并全肠外营养所致的肝衰竭患者所实施的将供者肝脏与小肠同时移植入体内的手术。

16.009　整块肝肠联合移植　non-composite combined liver-intestine transplantation

肝肠联合移植的一种。供给移植肝脏与小肠的腹腔干与肠系膜上动脉以同一腹主动脉壁一并同受者动脉(主要是腹主动脉)吻合，而移植小肠回流静脉自肠系膜上静脉回流至门静脉，再经肝静脉回流至下腔静脉。

16.010　非整块肝肠联合移植　composite combined liver-intestine transplantation

肝肠联合移植的一种。有别于整块肝肠联合移植,相当于同时分别实施小肠移植与肝脏移植,多数移植小肠静脉回流至下腔静脉,

而肝脏移植可采用经典式或背驮式。

16.011　心肺联合移植　combined heart and lung transplantation

对严重心功能受损合并肺衰竭患者所实施的将供者心脏与肺脏同时移植入体内的手术。

16.012　心肾联合移植　combined heart and renal transplantation

对严重心功能受损合并肾衰竭患者所实施的将供者心脏与肾脏同时移植入体内的手术。

英 文 索 引

A

Ab 抗体 02.040

abdominal compartment syndrome 腹腔间室综合征 13.059

abnormal urinary rhythm after renal transplantation 肾移植术后排尿节律异常 11.126

ABO-incompatible donated liver ABO 血型不相容供肝 10.058

ABO-incompatible renal transplantation ABO 血型不相容肾移植 11.025

accelerated rejection 加速性排斥反应 02.097

acoustic impedance 声阻抗 07.011

acquired immune tolerance 获得性免疫耐受 02.026

acquired ureteral diverticulum 获得性输尿管憩室 11.128

ACS 腹腔间室综合征 13.059

activated clotting time of whole blood 激活全血凝固时间 14.018

acute femoral neuropathy 急性股神经病变 11.140

acute graft dysfunction 急性移植物失功 01.035

acute hemodilution 急性血液稀释 08.022

acute liver failure 急性肝衰竭 10.091

acute-on-chronic liver failure 慢加急性肝衰竭 10.098

acute polymyositis 急性多发性肌炎 11.141

acute rejection 急性排斥反应 01.020

acute renal tubular necrosis 急性肾小管坏死 09.013

acute respiratory distress syndrome 急性呼吸窘迫综合征 11.089

acute severe hepatitis 急性重型肝炎 10.092

acute vasoreactivity test 急性血管反应试验 14.051

AD 抗原表位 02.033

adaptive immunity 适应性免疫 02.004

ADCC 抗体依赖细胞介导的细胞毒作用 02.089

adult-adult living liver transplantation 成人间活体肝移植 10.003

AECA 抗内皮细胞抗体 02.065

AGD 急性移植物失功 01.035

airway complication 气道并发症 15.049

Alagille syndrome 先天性肝内胆管发育不良征,*阿拉日耶综合征 10.123

alcoholic liver disease 酒精性肝病 10.097

alemtuzumab 阿仑单抗 06.016

ALG 抗胸腺细胞免疫球蛋白 02.076

alloantigen 同种[异型]抗原 02.035

allogeneic donated organ 同种异体供器官 03.023

allogeneic islet transplantation 同种异体胰岛移植 12.041

allogeneic lung transplantation 同种异体肺移植 15.009

allogeneic MHC-peptide complex 同种异体主要组织相容性抗原-肽复合体 02.083

allogenic transplantation *同种异基因移植 01.010

allotransplantation 同种移植 01.010

allotypic antigen 同种[异型]抗原 02.035

ALS 抗淋巴细胞血清 06.010

amino acid residue matching 氨基酸残基配型 02.059

amino acid triplet molecular matching 氨基酸三联分子配型 02.060

anemia after renal transplantation 肾移植术后贫血 11.105

angiography 血管成像 07.041

anhepatic phase 无肝期 10.152

anonymous donated organ 匿名供者供器官 03.027

anonymous donor 匿名供者 03.006

anterograde flush 顺行灌注 15.019

antibody 抗体 02.040

antibody-dependent cell-mediated cytotoxicity 抗体依赖细胞介导的细胞毒作用 02.089

anti-endothelial cell antibody 抗内皮细胞抗体 02.065

antigen 抗原 02.032

antigenic determinant 抗原表位 02.033

antigen presenting cell 抗原提呈细胞 02.022

antilymphocyte globulin 抗胸腺细胞免疫球蛋白 02.076

antilymphocyte serum 抗淋巴细胞血清 06.010

antimetabolite 抗代谢药物 06.005

α₁-antitrypsin deficiency   α$_1$-抗胰蛋白酶缺乏症
10.071

aortic cross clamp   主动脉阻断   14.023

aortic cross clamp time   主动脉阻断时间   14.024

APC   抗原提呈细胞   02.022

aplastic bone disease   骨再生不良   11.118

ARDS   急性呼吸窘迫综合征   11.089

arteriovenous fistula after pancreas transplantation   胰腺移植术后动静脉瘘   12.031

artery resistance index   动脉阻力指数   07.006

artery thrombogenesis of renal graft   移植肾动脉血栓形成   11.063

artifact   伪影   07.021

artificial liver   人工肝   10.131

artificial organ   人造器官，* 人工器官   03.039

aspergillosis of bronchial anastomosis   支气管吻合口曲霉菌感染   15.050

atresia of the extrahepatic bile duct   肝外胆道闭锁   10.080

autogenic transplantation   自体移植   01.008

autoimmune liver disease   自身免疫性肝病   10.118

autologous donated organ   自体供器官   03.021

autologous islet transplantation   同种自体胰岛移植   12.040

autologous small intestine transplantation   自体小肠移植   13.010

autologous transplantation   自体移植   01.008

autotransplant   自体移植   01.008

auxiliary liver transplantation   辅助性肝移植   10.045

B

bacterial colonization   细菌定植   05.007

bacterial translocation   细菌易位   13.053

BAL   支气管肺泡灌洗   11.090

Banff classification   班夫分类法   09.009

basiliximab   巴利昔单抗   06.013

B cell receptor   B 细胞受体   02.069

BCR   B 细胞受体   02.069

benching donated kidney   供肾修整   11.054

bilateral lung graft   双肺移植供肺   15.017

bile duct end to end anastomosis   胆管吻合   10.153

bile duct variation   胆道变异   10.148

bile leakage   胆漏   10.192

biliary complication after liver transplantation   肝移植术后胆道并发症   10.191

biliary intestinal anastomosis   胆肠吻合   10.165

biliary stricture   胆道狭窄   10.193

biliary tract infection   胆道感染   10.170

bispectral index   脑电双频指数   08.015

BKV   BK 病毒   11.083

BK virus associated nephropathy   BK 病毒相关性肾病   11.084

bladder drainage   [胰液]膀胱引流   12.009

bladder enlargement procedure   膀胱扩大术   11.057

blind loop syndrome   盲袢综合征，* 污浊盲袢综合征   13.043

blood group antigen   血型抗原   02.037

blood purification   血液净化   11.050

B lymphocyte   B[淋巴]细胞   02.011

BMI   体重指数，* 体质量指数   15.040

BO   闭塞性细支气管炎   09.032

BODE index   BODE 指数，* BODE 评分   15.039

body mass index   体重指数，* 体质量指数   15.040

Bovine Kobu virus   BK 病毒   11.083

brain death   脑死亡   03.009

bronchial anastomotic dehiscence   支气管吻合口裂开   15.054

bronchial anastomotic stenosis   支气管吻合口狭窄   15.051

bronchial fistula   支气管瘘   15.053

bronchiectasis   支气管扩张症   15.031

bronchiolitis obliterans   闭塞性细支气管炎   09.032

bronchiolitis obliterans syndrome   闭塞性细支气管炎综合征   15.045

bronchoalveolar lavage   支气管肺泡灌洗   11.090

bronchus end-to-end anastomosis   支气管端端连续吻合   15.025

BTI   胆道感染   10.170

Budd-Chiari syndrome   巴德-基亚里综合征，* 布-加综合征   10.072

Byler syndrome   * 拜勒综合征   10.124

bypass time   体外循环时间，* 转流时间   14.025

C

cadaveric donated liver 尸体供肝 10.037

cadaveric donated organ 尸体供器官 03.028

cadaveric donor 尸体供者 03.008

cadaveric pancreas transplantation 尸体胰腺移植 12.006

calcineur inhibitor toxicity 钙调磷酸酶抑制剂中毒 09.024

calcineurin inhibitor 钙调神经蛋白抑制剂 06.006

calcineurin inhibitor-induced pain syndrome 钙调磷酸酶抑制剂相关性疼痛综合征，* 移植后远端肢体骨髓水肿综合征 11.132

calcineurin inhibitor-induced thrombotic microangiopathy 钙调磷酸酶抑制剂诱导性血栓性微血管病变 11.137

capacity 行为能力 04.002

capillary leakage syndrome 毛细血管渗漏综合征 14.015

cardiac graft vasculopathy 移植心脏［冠状动脉］血管病变 14.056

cardiac output 心排血量 08.012

cardioplegia solution 心脏停搏液 14.027

cardiopulmonary exercise test 心肺运动试验 14.048

Caroli disease 卡罗利病 10.066

Carolina solution 卡罗琳娜液 04.037

cavernous transformation of the portal vein 门静脉海绵样变 07.035

CCR 肌酐清除率 11.010

CDC 补体依赖的细胞毒性 02.090

C4d deposition C4d 沉积 09.020

CDE image 彩色多普勒能量图 07.009

CDFI 彩色多普勒血流成像，* 二维多普勒血流显像 07.005

cell transplantation 细胞移植 01.007

cellular acidosis 细胞酸中毒 04.039

cellular immunity 细胞免疫 02.007

cellular rejection 细胞性排斥反应 01.025

Celsior solution 施尔生液 04.035

central perivenulitis 中央静脉周围炎，* 小叶中央性排斥，* 小叶中央性坏死，* 小叶中央性缺血性坏死，* 中央静脉炎，* 小叶中央性炎 09.002

central perivenulitis acute rejection 中央静脉周围炎型急性排斥反应 09.008

central tolerance 中枢性耐受 02.028

centriacinar emphysema 腺泡中央型肺气肿 09.025

CGD 慢性移植物失功 01.036

chemical shift artifact 化学位移伪影 07.023

child-child living liver transplantation 儿童间活体肝移植 10.004

Child-Turcotte Pugh score 蔡尔德–皮尤改良评分，* Child-Pugh 改良分级评分，* CTP 评分 05.004

chimera 嵌合体 02.066

cholangiocellular carcinoma 胆管细胞癌 10.074

cholangiography 胆道成像 07.043

choledochojejunostomy 胆管空肠吻合 10.156

chronic graft arteriopathy 慢性移植物动脉血管病 09.023

chronic graft dysfunction 慢性移植物失功 01.036

chronic hepatitis B 慢性乙型肝炎 10.101

chronic hepatitis C 慢性丙型肝炎 10.099

chronic idiopathic intestinal pseudo-obstruction syndrome * 慢性特发性假性肠梗阻综合征 13.033

chronic intestinal pseudo-obstruction syndrome 慢性假性肠梗阻综合征 13.033

chronic kidney disease 慢性肾脏病 11.029

chronic liver failure 慢性肝衰竭 10.100

chronic obstructive pulmonary disease 慢性阻塞性肺疾病 15.028

chronic pancreatitis 慢性胰腺炎 12.025

chronic rejection 慢性排斥反应 01.023

chronic renal failure 慢性肾衰竭 11.031

chronic renal graft nephropathy 慢性移植肾肾病 09.015

circulation isolation 循环隔离 08.023

CKD 慢性肾脏病 11.029

clam-shell incision 蛤壳式切口 15.024

classical effect of hypothermia 低温经典效应 04.028

classic orthotopic heart transplantation 经典原位心脏移植 14.003

classic orthotopic liver transplantation 经典原位全肝移植 10.133

clonal anergy 克隆无反应 02.091

clone deletion 克隆清除 02.085

cloned organ 克隆器官 03.040

CNHBD 可控制的无心跳供者 03.012

CNI 钙调神经蛋白抑制剂 06.006

cold preservation 冷保存 04.018

cold preservation injury 冷保存损伤 04.027

color Doppler energy image 彩色多普勒能量图 07.009

color Doppler flow imaging 彩色多普勒血流成像，*二维多普勒血流显像 07.005

combined heart and lung transplantation 心肺联合移植 16.011

combined heart and renal transplantation 心肾联合移植 16.012

combined liver and intestine transplantation 肝肠联合移植 16.008

combined liver and lung transplantation 肝肺联合移植 16.007

combined liver and renal transplantation 肝肾联合移植 16.006

combined organ transplantation 器官联合移植 16.003

complement 补体 02.042

complement dependent cytotoxicity 补体依赖的细胞毒性 02.090

complement system *补体系统 02.042

complication 并发症 04.013

composite combined liver-intestine transplantation 非整块肝肠联合移植 16.010

computed tomography 计算机体层成像，*计算机体层摄影 07.014

computed tomography angiography CT 血管成像 07.042

computed tomography cholangiography CT 胆道成像 07.044

computed tomography perfusion imaging CT 灌注成像 07.055

computed tomography urography CT 尿路成像 07.058

congenital biliary atresia 先天性胆道闭锁 10.106

congenital cystic dilatation of intrahepatic duct *先天性肝内胆管囊状扩张症 10.066

congenital hepatic fibrosis 先天性肝纤维化 10.107

congenital intestinal atresia and stenosis 先天性肠闭锁与狭窄 13.037

congenital microvillus atrophy *先天性微绒毛萎缩 13.030

congenital short bowel syndrome 先天性短肠综合征 13.026

congenital tufting enteropathy 先天性簇绒肠病

13.031

connective tissue disease 结缔组织病 15.035

conscious intubation 清醒气管内插管法 08.014

context-sensitive half-time 时量相关半衰期 08.004

continuous venous(arterio)-venous hemodiafiltration 连续性血液透析滤过 05.009

continuous wave Doppler imaging 连续波多普勒成像 07.008

contrast examination 造影检查 07.040

contrast medium 对比剂，*造影剂 07.037

controlled hypotension 控制性降压 08.017

controlled non-heart-beating donor 可控制的无心跳供者 03.012

COPD 慢性阻塞性肺疾病 15.028

coronary atherosclerosis 冠状动脉粥样硬化 14.059

cor pulmonale 肺源性心脏病，*肺心病 15.034

cost analysis 成本分析 04.007

cost benefit analysis 成本效益分析 04.008

costimulation 共刺激，*协同刺激 02.073

costimulatory signal 共刺激信号，*协同刺激信号，*第二活化信号，02.075

CP 中央静脉周围炎，*小叶中央性排斥，*小叶中央性坏死，*小叶中央性缺血性坏死，*中央静脉炎，*小叶中央性炎 09.002

CPAR 中央静脉周围炎型急性排斥反应 09.008

C-peptide C 肽，*连接肽 12.022

CPET 心肺运动试验 14.048

CPF 囊性肺纤维化 15.030

creatinine clearance rate 肌酐清除率 11.010

CRF 慢性肾衰竭 11.031

Crigler-Najjar syndrome 克纳综合征，*先天性非梗阻性非溶血性黄疸 10.067

Crohn disease 克罗恩病 13.035

cross reactive group matching *交叉反应组配型 02.059

cryopreserved artery 冷冻动脉 10.161

cryopreserved vein 冷冻静脉 10.160

cryptogenic cirrhosis 隐源性肝硬化 10.113

CT 计算机体层成像，*计算机体层摄影 07.014

CTA CT 血管成像 07.042

CTD 结缔组织病 15.035

CT number CT 值 07.015

CTP score 蔡尔德–皮尤改良评分，*Child-Pugh 改良分级评分，*CTP 评分 05.004

CTPV 门静脉海绵样变 07.035

cyclophosphamide 环磷酰胺 06.009

cystic fibrosis　囊性纤维化　10.102

cystic pulmonary fibrosis　囊性肺纤维化　15.030

cytomegalovirus colitis　巨细胞病毒性肠炎　11.092

cytomegalovirus pneumonia　巨细胞病毒性肺炎　11.082

cytotoxic T cell　细胞毒性 T 细胞　02.016

D

DAD　弥漫性肺泡损伤　09.031

damage before saving　保存前损伤　04.026

Davidson disease　* 戴维森病　13.030

DBD　脑死亡供者　03.010

DCD　心脏死亡供者　03.011

DDS　德尼-德拉什综合征　11.047

decision analysis　决策分析　04.009

decoy cell　诱饵细胞　11.085

deep hypothermia　深低温　14.013

deep hypothermia circulatory arrest　深低温停循环　14.014

deep hypothermia cryopreservation　深低温冷冻保存　04.019

deep intubation in ascending aorta　升主动脉深插管　14.026

deep venous thrombosis after renal transplantation　肾移植术后深静脉血栓　11.125

degree of airflow obstruction　气流阻塞程度　15.041

delayed graft dysfunction　延迟性移植物功能障碍　04.040

delayed pancreatic graft function　移植胰腺功能延迟恢复　12.029

delayed recovery after general anesthesia　全身麻醉后苏醒延迟　08.016

delayed renal graft function　移植肾功能延迟　09.010

delayed xenograft rejection　延迟性异种移植排斥　02.098

dendritic cell　树突状细胞　02.019

de novo nephropathy after renal transplantation　肾移植术后新发性肾病　11.095

Denys-Drash syndrome　德尼-德拉什综合征　11.047

diabetes mellitus after heart transplantation　心脏移植后糖尿病　14.060

diabetes mellitus after liver transplantation　肝移植术后糖尿病　10.197

diabetes mellitus after renal transplantation　肾移植术后糖尿病　11.097

diabetes mellitus type 1　1 型糖尿病　12.013

diabetes mellitus type 2　2 型糖尿病　12.014

diabetic ketoacidosis　糖尿病酮症酸中毒　12.026

diabetic nephropathy　糖尿病肾病　11.040

diabetic renal failure　糖尿病性肾衰竭　12.018

dialysis modality　透析模式　11.049

diffuse alveolar damage　弥漫性肺泡损伤　09.031

diffuse pulmonary calcification　肺弥漫性钙化　11.144

dilated cardiomyopathy　扩张型心肌病　14.037

distal ureter necrosis of renal graft　移植肾远端输尿管坏死　11.068

DN　糖尿病肾病　11.040

domino donated organ　多米诺供器官　03.037

domino liver transplantation　多米诺肝移植　10.052

domino living renal transplantation　多米诺活体肾移植　11.005

domino organ transplant donor　多米诺器官移植供者　03.016

donated heart from domino heart transplantation　多米诺心脏移植供心，* 活体心脏移植供心　14.007

donated kidney from domino renal transplantation　多米诺肾移植供肾　11.007

donated liver *ex vivo* technique　供肝体外劈离　10.051

donated liver from domino liver transplantation　多米诺肝移植供肝　10.036

donated lung from brain death donor　脑死亡供肺　15.015

donated lung from cardiac death donor　心脏死亡供肺　15.014

donated lung preservation solution　供肺灌注保存液　15.018

donated organ　供器官　03.020

donated organ from brain-cardiac death donor　脑-心死亡供器官　03.033

donated organ from brain death donor　脑死亡供器官　03.029

donated organ from cardiac death donor　心脏死亡供器官　03.030

donated organ from controlled non-heart-beating donor　可控制的无心跳供器官　03.031

donated organ from uncontrolled non-heart-beating donor 不可控制的无心跳供器官 03.032

donor 供者，＊供体 03.001

donor advocate 供者支持 04.003

donor after brain-cardiac death 脑–心死亡供者 03.014

donor exchange programe 供者交换计划 03.041

donor of brain death 脑死亡供者 03.010

donor of cardiac death 心脏死亡供者 03.011

donor specific antibody 供者特异性抗体 02.064

Doppler effect 多普勒效应 07.004

double cavity orthotopic heart transplantation 双腔原位心脏移植 14.004

double vena cava intubation 双腔静脉插管 14.031

DPGF 移植胰腺功能延迟恢复 12.029

drug-induced bone marrow suppression after renal transplantation 肾移植术后药物性骨髓抑制 11.108

drug-induced brain injury 药物性脑损害 11.111

drug-induced liver disease 药物性肝炎 10.122

drug-induced renal injury 药物性肾损害 11.103

DSA 供者特异性抗体 02.064

dual left lobe living donated liver 活体双左叶供肝 10.033

dual living donor 活体双器官供者 03.007

dual living liver transplantation 双供者活体肝移植 10.007

dyspnea 呼吸困难 15.042

E

early extubation of the trachea 早期拔管 08.009

early period infection after liver transplantation 肝移植术后早期感染 10.167

EBV EB 病毒 11.087

ejection fraction 射血分数 14.046

ELISA 酶联免疫吸附测定 02.063

EMB 心内膜心肌活检 14.035

en-bloc double-lung transplantation 整块双肺移植 15.003

en-bloc double renal transplantation 整块双肾移植 11.027

en-bloc graft 整块移植物 16.001

en-bloc transplantation 整块移植 16.002

endoarteritis 动脉内膜炎 09.017

endomyocardial biopsy 心内膜心肌活检 14.035

endoscopic retrograde cholangiopancreatography 经内镜逆行胆胰管成像 07.053

end-stage heart failure 终末期心力衰竭，＊终末期心衰 14.036

end-stage liver disease 终末期肝病 10.117

end-stage renal disease 终末期肾病 11.030

enteral nutrition 肠内营养 13.044

enterostomy 肠造口术 13.017

enzyme-linked immunosorbent assay 酶联免疫吸附测定 02.063

epithelioid hemangioendothelioma 上皮样血管内皮瘤 10.103

epitope 抗原表位 02.033

Epstein-Barr virus EB 病毒 11.087

Epstein-Barr virus infection EB 病毒感染 11.088

ERCP 经内镜逆行胆胰管成像 07.053

erythrocytosis after renal transplantation 肾移植术后红细胞增多症 11.106

ESRD 终末期肾病 11.030

essential functional liver volume 必需功能性肝体积 10.013

estimated liver volume 理想肝体积 10.015

Euro-Collins solution 欧洲柯林液 04.032

evaluation of candidate for pancreas transplantation 胰腺移植受者评估 12.017

evaluation of renal function 肾功能评估 11.008

EVLP system 离体肺灌注系统 15.021

exercise capacity 运动能力 15.043

expanded criteria donor ＊扩大标准的供者 03.015

expanded donated liver selecting criteria 扩大供肝选择标准 10.057

expanded right lobe living liver transplantation 扩大右半肝供肝活体肝移植 10.022

exploration of renal graft 移植肾探查术 11.058

extended donated lung 扩展供肺 15.012

extended donor ＊延伸供者 03.015

extracorporeal circulation 体外循环，＊心肺转流 14.010

ex vivo lung perfusion system 离体肺灌注系统 15.021

F

FACS　*荧光激活细胞分选法　02.095

familial amyloid polyneuropathy　家族性淀粉样多神
　经病变　10.119

familial hypercholesterolemia　家族性高胆固醇血症
　10.094

familial hyperlipidemia　家族性高脂血症　10.095

Fas　Fas 分子　02.070

Fas ligand　Fas 配体　02.071

fast-track anesthesia　加速康复麻醉　08.008

fatal intrahepatic cholestasis syndrome　致死性肝内胆
　汁淤积综合征　10.124

fetal donated organ　胎儿供器官　03.035

fetal donor　胎儿供者　03.019

fibrinoid necrosis　纤维素样坏死　09.029

fibrolamellar hepatic carcinoma　肝纤维板层样癌
　10.108

filling defect　充盈缺损　07.034

flow cytometry assay　流式细胞术　02.095

flowing void effect　流空效应　07.033

fluid resuscitation　*液体复苏　14.033

fluorescence-activated cell sorting　*荧光激活细胞分
　选法　02.095

fluorescent monoclonal antibody typing technique　荧
　光单克隆抗体分型技术　02.062

focal segmental glomerulosclerosis　局灶节段性肾小
　球硬化　11.038

Frasier syndrome　弗雷泽综合征　11.048

FS　弗雷泽综合征　11.048

FSGS　局灶节段性肾小球硬化　11.038

fulminant hepatic failure　暴发性肝衰竭　10.073

functional hyposplenism　功能性脾功能减退　11.143

G

GADA　谷氨酸脱羧酶抗体　12.019

GALT　肠道相关淋巴组织　13.055

Gardner syndrome　加德纳综合征, *遗传性肠息肉综
　合征　13.040

gastroesophageal reflux disease　胃食管反流病
　15.056

gastroschisis　腹裂　13.036

GERD　胃食管反流病　15.056

GFR　肾小球滤过率　11.009

Glasgow coma scale　格拉斯哥昏迷指数　10.088

Glisson sheath　格利森鞘　10.137

glomerular filtration rate　肾小球滤过率　11.009

glomerulonephritis　肾小球肾炎　11.032

glomeruloscerosis　肾小球硬化　11.033

glucose stimulated insulin releasing test　葡萄糖刺激
　的胰岛素释放试验　12.047

glutamic acid decarboxylase antibody　谷氨酸脱羧酶
　抗体　12.019

glycogen storage disease　糖原贮积症　10.125

glycosylated hemoglobin　糖化血红蛋白　12.024

GN　肾小球肾炎　11.032

graft　移植物　01.017

graft arteriosclerosis　移植物血管硬化　09.033

graft dysfunction　移植物失功　01.034

graft glomerulopathy　移植物肾小球病　09.022

graft recipient weight ratio　移植物受者体重比率
　10.043

graft reused donor　移植物再用供者　03.017

graft versus-host disease　移植物抗宿主病　02.084

graft versus-host reaction　移植物抗宿主反应
　01.024

gross hematuria　*肉眼血尿　11.014

growth factor　增宽因素　10.136

GRWR　移植物受者体重比率　10.043

gut-associated lymphoid tissue　肠道相关淋巴组织
　13.055

GVHD　移植物抗宿主病　02.084

GVHR　移植物抗宿主反应　01.024

H

Hangzhou criteria　杭州标准　10.130

HAP　肝动脉假性动脉瘤　10.185

HAS　肝动脉狭窄　10.183

HAT　肝动脉血栓形成　10.182

HCC　肝细胞肝癌　10.081

HD　血液透析　11.051

heart failure with normal ejection fraction　射血分数正常的心力衰竭，*舒张性心力衰竭　14.047

heart failure with preserved ejection fraction　射血分数保留的心力衰竭　14.047

heart transplantation　心脏移植　14.001

helper T cell　辅助性 T 细胞　02.015

hematuria　血尿　11.014

hematuria after pancreas transplantation　胰腺移植术后血尿　12.037

hemodialysis　血液透析　11.051

hemolysis elevated liver function and low platelet count syndrome　HELLP 综合征　10.068

hemolytic-uremic syndrome　溶血性尿毒综合征　11.110

hemophagocytic syndrome　噬血细胞综合征，*巨噬细胞活化综合征　11.135

hemophilia　血友病　10.111

hemorrhage after renal transplantation　肾移植术后出血　11.061

heparinization　肝素化　14.019

hepatic angiosarcoma　肝血管肉瘤，*肝恶性血管内皮瘤　10.084

hepatic artery pseudoaneurysm　肝动脉假性动脉瘤　10.185

hepatic artery stenosis　肝动脉狭窄　10.183

hepatic artery thrombosis　肝动脉血栓形成　10.182

hepatic artery variation　肝动脉变异　10.147

hepatic cell carcinoma　肝细胞肝癌　10.081

hepatic encephalopathy　肝性脑病　10.082

hepatic epithelioid hemangioendothelioma　肝上皮样血管内皮瘤　10.083

hepatic glycogen storage disease　肝糖原贮积症　10.079

hepatic injury after renal transplantation　肾移植术后肝损害　11.104

hepatic sinusoid　肝血窦　10.158

hepatic sinusoidal endothelial cell　肝窦间隙内皮细胞　10.159

hepatic vein reconstruction　肝静脉重建　10.162

hepatic vein variation　肝门静脉变异　10.142

hepatic vein variation type Ⅰ　Ⅰ型肝门静脉变异　10.143

hepatic vein variation type Ⅱ　Ⅱ型肝门静脉变异　10.144

hepatic vein variation type Ⅲ　Ⅲ型肝门静脉变异　10.145

hepatic vein variation type Ⅳ　Ⅳ型肝门静脉变异　10.146

hepatic veno occlusive disease　肝小静脉闭塞病　10.070

hepatitis B recurrence after liver transplantation　肝移植术后乙型肝炎复发　10.172

hepatitis B virus carrier donated liver　乙肝病毒携带者供肝　10.059

hepatitis C breakthrough　丙型肝炎治疗中反弹　10.176

hepatitis C recurrence after liver transplantation　肝移植后丙型肝炎复发　10.175

hepatitis C virus donated liver　丙肝病毒供肝　10.060

hepatitis E　戊型肝炎　10.105

hepatoblastoma　肝母细胞瘤　10.078

hepatolenticular degeneration　肝豆状核变性　10.076

hereditary hemochromatosis　遗传性血色病　10.109

heterologous small intestine transplantation　异体小肠移植　13.011

heterotopic auxiliary liver transplantation　异位辅助性肝移植　10.047

heterotopic heart transplantation　异位心脏移植　14.006

heterotopic small intestine transplantation　异位小肠移植　13.008

heterotopic transplantation　异位移植　01.013

high contrast resolution　*高对比度分辨率　07.032

hilar cholangiocarcinoma　肝门部胆管癌　10.077

histidine-tryptophane-ketoglutarate solution　康斯特液　04.034

histocompatibility　组织相容性　02.043

histocompatibility barrier　组织相容性屏障　02.044

histocompatibility testing　组织相容性试验　02.045

HLA　人类白细胞抗原　02.034

HMP　低温机械灌注　04.021

Hofmann elimination　霍夫曼消除　08.011

hollow visceral myopathy　空洞性内脏肌病　13.032

home parenteral nutrition　家庭肠外营养　13.046

homotransplantation　同种移植　01.010

hormone recovery　激素复苏　14.034

host antigen　宿主抗原　02.038

HTK solution　康斯特液　04.034

human anti-CD154 monoclonal antibody　人源化抗 CD154 单克隆抗体　06.012

human leucocyte antigen　人类白细胞抗原　02.034

human leucocyte antigen compatibility　人类白细胞抗原相容　02.057

human leucocyte antigen matching　人类白细胞抗原配型　02.056

human leucocyte antigen mismatch　人类白细胞抗原错配　02.058

human leucocyte antigen typing　人类白细胞抗原分型　02.055

human parvovirus B19 infection after renal transplantation　肾移植术后人类微小病毒 B19 感染　11.086

humoral immunity　体液免疫　02.008

humoral rejection　体液性排斥反应　01.026

HUS　溶血性尿毒综合征　11.110

hyperacute rejection　超急排斥反应　01.019

hyperlipidaemia after liver transplantation　肝移植术后高脂血症　10.199

hyperlipidemia after renal transplantation　肾移植术后高脂血症　11.100

hyperoxaluria　高草酸盐尿症　10.086

hyperparathyroidism after renal transplantation　肾移植术后甲状旁腺功能亢进症　11.112

hyperparathyroidism bone disease　甲状旁腺功能亢进性骨病　11.115

hypertension after heart transplantation　心脏移植后高血压　14.058

hypertension after liver transplantation　肝移植术后高血压　10.198

hypertension after renal transplantation　肾移植术后高血压　11.096

hypertrophic cardiomyopathy　肥厚型心肌病　14.038

hypertyrosinemia　高酪氨酸血症　10.087

hyperuricemia after renal transplantation　肾移植术后高尿酸血症　11.102

hypoglycemic coma　低血糖性昏迷　12.016

hypothermic ischemia　冷缺血　01.028

hypothermic ischemia time　冷缺血时间　01.030

hypothermic machine perfusion　低温机械灌注　04.021

I

IABP　主动脉内球囊反搏　14.042

IBMIR　立即经血液介导炎症反应　12.043

ICA　胰岛细胞抗体　12.020

ICOS　诱导性共刺激分子　02.074

ideal donated lung　理想供肺　15.010

idiopathic neonatal hepatitis　特发性新生儿肝炎　10.104

idiopathic post-transplantation hepatitis　移植后特发性肝炎　09.005

idiopathic pulmonary arterial hypertension　特发性肺动脉高压，*原发性肺动脉高压　15.037

idiopathic pulmonary fibrosis　特发性肺间质纤维化　15.029

IEQ　胰岛当量　12.046

IgAN　IgA 肾病　11.034

IgA nephropathy　IgA 肾病　11.034

immune induction therapy　免疫诱导治疗　05.006

immune organ　免疫器官　02.009

immune response　免疫应答　02.024

immune suppression　免疫抑制　02.077

immune system　免疫系统　02.006

immunity　免疫　02.002

immunocyte　免疫细胞　02.010

immunogenicity　免疫原性　02.023

immunological ignorance　免疫忽略　02.031

immunological privileged site　免疫豁免部位　02.072

immunological tolerance　免疫耐受　02.025

immunologic defense　免疫防御　02.086

immunologic homeostasis　免疫稳定　02.087

immunologic surveillance　免疫监视　02.088

immunosuppressant　免疫抑制剂　02.078

immunosuppressant minimum concentration　免疫抑制剂谷浓度　02.082

immunosuppressant of T cell target　T 细胞导向免疫抑制剂　06.008

immunosuppressive therapy　免疫抑制治疗　02.079

implantable cardioversion defibrillation pacemaker　植入型心律转复除颤器　14.053

implosive therapy　冲击治疗　06.001

induce tolerance　诱导耐受　02.027

inducible costimulator　诱导性共刺激分子　02.074

inflammatory pseudotumor of liver　肝炎性假瘤　10.085

infliximab　英夫利昔单抗　06.015

informed consent　知情同意，*知情承诺，*知情许诺　04.001

informed consent in living liver transplantation　活体肝移植知情同意　10.008

inguinal herniation of renal graft ureter　移植肾输尿管腹股沟疝　11.127

inhibitor of mammalian target of rapamycin　哺乳类雷帕霉素靶分子抑制剂　06.007

initial poor function after liver transplantation　肝移植术后早期功能差　10.201

innate immunity　固有免疫　02.003

in situ split technique　原位供肝分离技术　10.157

instant blood-mediated inflammatory reaction　立即经血液介导炎症反应　12.043

insulin antibody　胰岛素抗体　12.021

insulin resistance　胰岛素抵抗　12.023

interim period infection after liver transplantation　肝移植术后中期感染　10.168

interstitial fibrosis and tubular atrophy　肾间质纤维化肾小管萎缩　09.021

interventional radiology　介入放射学　07.036

interventional ultrasound　介入[性]超声　07.012

intestinal barrier　肠屏障　13.052

intestinal drainage　[胰液]肠内引流　12.010

intestinal dysfunction　肠功能障碍　13.022

intestinal endocrine dysfunction　肠道内分泌功能障碍　13.023

intestinal epithelial dysplasia　*肠黏膜发育异常　13.031

intestinal failure　肠衰竭　13.020

intestinal failure-associated liver disease　肠衰竭相关性肝脏疾病　13.050

intestinal permeability　肠道通透性　13.051

intestinal rehabilitation　肠康复　13.047

intra-aortic balloon pump　主动脉内球囊反搏　14.042

intraoperative awareness　术中知晓　08.013

intraoperative B-ultrasound localization　术中 B 超定位　07.013

intraoperative cholangiography　术中胆道造影　10.166

intraperitoneal hemorrhage after pancreas transplantation　胰腺移植术后腹腔内出血　12.036

intravenous pyelography　静脉肾盂造影　07.059

invasive pulmonary fungal infection　侵袭性肺部真菌感染　11.078

IPAH　特发性肺动脉高压，*原发性肺动脉高压　15.037

IPF　特发性肺间质纤维化　15.029

IPFI　侵袭性肺部真菌感染　11.078

ischemia reperfusion injury　缺血再灌注损伤　04.030

ischemic cardiomyopathy　缺血性心肌病　14.039

ischemic heart disease after renal transplantation　肾移植术后缺血性心脏病　11.101

ischemic preconditioning　缺血预适应　04.038

islet cell antibody　胰岛细胞抗体　12.020

islet equivalent quantity　胰岛当量　12.046

islet isolation　胰岛分离　12.044

islet purification　胰岛纯化　12.045

islet transplantation　胰岛移植　12.039

islet xenotransplantation　异种胰岛移植　12.042

isolated small intestine transplantation　单独小肠移植　13.002

isotransplantation　同系移植　01.009

K

Kayser-Fleischer ring　角膜色素环　10.096

Klatskin tumor　*克拉茨金瘤　10.077

Kupffer cell　库普弗细胞　02.020

L

laparoscopic donor nephrectomy　腹腔镜活体供肾切取术　11.016

late complication after liver transplantation　肝移植术后迟发性并发症　10.184

late-onset tacrolimus-associated cerebellar atrophia　迟发型他克莫司相关性小脑萎缩　11.130

late period infection after liver transplantation　肝移植术后后期感染　10.169

left heart failure　左心衰竭　14.055

left lateral lobe living donated liver　活体左外叶供肝　10.028

left lateral lobe living liver transplantation　左外叶供肝活体肝移植，*Ⅱ、Ⅲ段肝脏移植　10.020

left lobe living donated liver　活体左半肝供肝　10.025

left lobe living liver transplantation　左半肝供肝活体

M

magnetic resonance 磁共振 07.020

magnetic resonance angiography 磁共振血管成像 07.051

magnetic resonance cholangiopancreatography 磁共振胆胰管成像 07.052

magnetic resonance imaging 磁共振成像 07.017

magnetic resonance urography 磁共振尿路成像 07.057

maintenance therapy 维持治疗 06.002

major histocompatibility complex 主要组织相容性复合体 02.046

malabsorption syndrome 吸收不良综合征 13.042

malignancy donated liver 恶性肿瘤供肝 10.063

MALT 黏膜相关淋巴组织 13.057

marginal donated kidney 边缘供肾 11.020

marginal donated liver 边缘供肝 10.056

marginal donated liver risk index 边缘供肝风险指数 10.065

marginal donated lung 边缘供肺 15.011

marginal donated organ 边缘供器官 03.036

marginal donor 边缘供者 03.015

marginal donor liver transplantation 边缘供体肝移植 10.055

marginal donor renal transplantation 边缘供体肾移植 11.019

maximal oxygen consumption 最大耗氧量 14.049

MCGN *系膜毛细血管性肾小球肾炎 11.036

mechanical circulatory support 机械辅助循环 14.041

mechanical in vitro perfusion system 体外机械灌注系统 04.024

MELD 终末期肝病模型，*MELD 评分 05.002

membranoproliferative glomerulonephritis 膜增生性肾小球肾炎 11.036

membranous nephropathy 膜性肾病 11.037

memory T cell 记忆性 T 细胞 02.014

MERB 肝移植术后乙型肝炎复发预测模型，*MERB 评分 10.174

mesangial capillary glomerulonephritis *系膜毛细血管性肾小球肾炎 11.036

mesangial proliferative glomerulonephritis 系膜增生性肾小球肾炎 11.035

metabolic acidosis after pancreas transplantation 胰腺移植术后代谢性酸中毒 12.038

metabolic bone disease 代谢性骨病 15.038

metabolic disease after liver transplantation 肝移植术后代谢病 10.196

MHC 主要组织相容性复合体 02.046

MHC class Ⅰ chain-related gene MHC Ⅰ类链相关基因 02.048

MHC class Ⅰ chain-related gene A MHC Ⅰ类链相关基因 A 02.049

MHC class Ⅰ chain-related gene B MHC Ⅰ类链相关基因 B 02.051

MHC class Ⅰ molecule MHC Ⅰ类分子 02.047

MHC class Ⅱ molecule MHC Ⅱ类分子 02.053

MICA antibody MHC Ⅰ类链相关基因 A 抗体 02.050

MICA gene *MICA 基因 02.049

MIC gene *MIC 基因 02.048

MICB antibody MHC Ⅰ类链相关基因 B 抗体 02.052

MICB gene *MICB 基因 02.051

microalbuminuria 微量蛋白尿 11.012

microcapsule 微囊 12.048

microchimerism 微嵌合状态 02.067

microemboli 微栓子 14.028

microencapsulated islet transplantation 微囊化胰岛移植 12.050

microencapsulation 微囊化技术 12.049

microlymphocyte cytotoxicity test 微量淋巴细胞毒试验 02.094

microsatellite instability 微卫星不稳定性 10.171

microscopic bile duct end-to-end anastomosis 胆管端端显微吻合 10.164

microscopic hematuria *镜下血尿 11.014

microscopic hepatic artery anastomosis 肝动脉显微吻合 10.163

microvillous inclusion disease 微绒毛包含病 13.030

Milan criteria 米兰标准 10.129

mild hypothermia 浅低温 14.011

mineral and bone disorder 矿物质和骨代谢异常 11.113

minimal alveolar concentration 最低肺泡有效浓度 08.007

minimum concentration 谷浓度 02.081

minor histocompatibility complex 次要组织相容性复合体 02.054

6 min walk test 6 分钟步行试验 15.044

mixed osteodystrophy 混合性骨病 11.119

model for end-stage liver disease 终末期肝病模型，

* MELD 评分　05.002

model for evaluating the risk of hepatitis B recurrence　肝移植术后乙型肝炎复发预测模型，* MERB 评分　10.174

moderate hypothermia　中度低温　14.012

monitoring of immunosuppressant　免疫抑制剂监测　02.080

MPGN　膜增生性肾小球肾炎　11.036

MRA　磁共振血管成像　07.051

MRCP　磁共振胆胰管成像　07.052

MRI　磁共振成像　07.017

MRU　磁共振尿路成像　07.057

MSPGN　系膜增生性肾小球肾炎　11.035

mucosal-associated lymphoid tissue　黏膜相关淋巴组织　13.057

mucosal immune system　黏膜免疫系统　13.056

multimodal analgesia　多模式镇痛　08.026

multi-slice spiral CT　多层螺旋 CT　07.016

muromonab-CD3　莫罗单抗-CD3　06.011

mycophenolate-induced colitis　霉酚酸相关性肠炎　11.133

mycotic aneurysms　真菌性动脉瘤　11.091

myocardial protection for donated heart　供心心肌保护　14.009

N

NASH　非酒精性脂肪性肝炎　10.121

necrotic enteritis　坏死性肠炎，* 肠毒血症　13.039

negative contrast medium　阴性对比剂　07.039

neoplasty of renal graft　移植肾修补术　11.059

nephrectomy of renal graft　移植肾切除术　11.060

nephrotic syndrome　肾病综合征　11.039

neurogenic bladder　神经源性膀胱　11.044

new onset diabetes after renal transplantation　肾移植术后新发糖尿病　11.098

New York Heart function assessment　纽约心功能分级　14.045

Niemann-Pick disease　尼曼–皮克病　10.069

non-alcoholic steatohepatitis　非酒精性脂肪性肝炎　10.121

non-caseating epithelioid cell granulomas　非干酪样肉芽肿　09.028

non-composite combined liver-intestine transplantation　整块肝肠联合移植　16.009

non-pulsatile perfusion　非搏动灌注　14.017

normothermic machine perfusion　常温机械灌注　04.023

nutrition failure　营养衰竭　13.021

O

obstructive nephropathy　梗阻性肾病　11.045

older donated liver　老年供肝　10.062

olderly donated kidney　老年供肾　11.024

olderly renal transplantation　老年肾移植　11.023

one-stage small intestine transplantation　一期小肠移植　13.006

open nephrectomy　开放式活体供肾切取术　11.015

organ cluster　器官簇　16.005

organ cluster transplantation　器官簇移植　16.004

organ donation　器官捐献　01.039

organ perfusate　器官灌洗液　01.032

organ preservation　器官保存　04.017

organ preservation solution　器官保存液　04.031

organ sharing　器官分配　01.038

organ transplantation　器官移植　01.002，器官移植学　01.003

organ transplantation anesthesiology　器官移植麻醉学　08.001

organ transplantation ethics　器官移植伦理学　01.040

organ transplantation imaging　器官移植影像学　07.001

organ transplantation immunology　器官移植免疫学　02.001

organ transplantation pathology　器官移植病理学　09.001

original kidney associated hypertension　原位肾相关性高血压　11.099

orphan donated liver　孤儿供肝　10.035

orthotopic auxiliary liver transplantation　原位辅助性肝移植　10.046

orthotopic heart transplantation　原位心脏移植　14.002

orthotopic small intestine transplantation　原位小肠移

植 13.009

orthotopic transplantation 原位移植 01.012

osteomalacia 骨软化[症] 11.117

osteonecrosis 骨坏死 11.121

osteoporosis 骨质疏松[症] 11.120

P

PAAR 门管区型急性排斥反应 09.007

PACS 影像存储与传输系统 07.018

PAK 肾移植后胰腺移植 12.002

panacinar emphysema 全腺泡型肺气肿 09.026

pancreas after kidney transplantation 肾移植后胰腺移植 12.002

pancreas transplantation 胰腺移植 12.001

pancreas transplantation alone 单独胰腺移植 12.003

pancreatic fistula after pancreas transplantation 胰腺移植术后胰瘘 12.034

pancreatic leakage after pancreas transplantation 胰腺移植术后胰漏 12.033

pancreatic pseudocyst after pancreas transplantation 胰腺移植术后胰腺假性囊肿 12.035

pancreatic vascular thrombosis after pancreas transplantation 胰腺移植术后血管血栓形成 12.030

pancreatitis after pancreas transplantation 胰腺移植术后胰腺炎 12.027

panel reactive antibody 群体反应性抗体 02.041

parasitic liver disease 寄生虫性肝病 10.093

paratopic transplantation 旁原位移植 01.014

parenteral nutrition 肠外营养 13.045

parenteral nutrition-associated cholestasis *肠外营养相关性淤胆 13.049

parenteral nutrition-associated complication 肠外营养相关并发症 13.048

parenteral nutrition-associated liver disease 肠外营养相关性肝脏疾病 13.049

partial volume effect 部分容积效应 07.019

passenger leukocyte 过路白细胞 02.021

passenger lymphocyte syndrome 过客淋巴细胞综合征 11.136

pathological grade of acute rejection 急性排斥反应病理分级 15.046

patient-controlled analgesia 患者自控镇痛 08.010

PD 腹膜透析 11.052

pediatric donated kidney 儿童供肾 11.022

pediatric end-stage liver disease model 儿童终末期肝病模型，*PELD评分 05.003

pediatric recipient renal transplantation 儿童肾移植 11.021

PELD model 儿童终末期肝病模型，*PELD评分 05.003

percutaneous transhepatic biliary ballon dilatation 经皮经肝胆道球囊扩张[术] 07.048

percutaneous transhepatic biliary stents placement 经皮经肝胆道支架置入[术] 07.049

percutaneous transhepatic cholangiography 经皮穿刺肝胆道成像 07.056

percutaneous transluminal angioplasty 经皮腔内血管成形[术] 07.047

perioperative hypothermia 围手术期低温 08.021

perioperative period 围手术期 05.001

peripheral tolerance 外周性耐受 02.029

peritoneal dialysis 腹膜透析 11.052

peritubular capillaritis 管周毛细血管炎 09.019

permanent enterostomy 永久肠造口术 13.019

Peutz-Jeghers syndrome 波伊茨–耶格综合征，*黑斑息肉综合征 13.041

Peyer patch 派尔集合淋巴结 13.054

PGD 原发性移植物功能不全 04.041

PH 原发性高草酸尿症 11.046

pharmacodynamics 药效动力学 08.003

pharmacokinetics 药代动力学 08.002

PI 保存性损伤 04.025

picture archiving and communicating system 影像存储与传输系统 07.018

piggyback orthotopic liver transplantation 背驮式原位肝移植 10.134

PLAM 肺淋巴管平滑肌瘤 15.033

plasma cell 浆细胞 02.018

plasty of bile duct 胆道整形 10.154

plasty of hepatic artery 肝动脉整形 10.155

plexiform lesion 丛状病变 09.030

PLGD 原发性移植肺失功 15.047

pneumocystis carinii pneumonia *卡氏肺孢子菌肺炎 11.081

pneumocystosis 肺孢子虫病 11.081

PNF 原发性移植物无功能 01.037

point of no return 不可挽回之点 10.042

polycystic kidney 多囊肾 11.043

polycystic liver 多囊肝 10.075

polyol solution 多羟基化合物液 04.036

poor early liver graft function 早期肝移植物功能不良 10.203

portal area-ACR histological triad 门管区型 ACR 组织学诊断三联征 09.003

portal area acute rejection 门管区型急性排斥反应 09.007

portal vein drainage in pancreas transplantation 胰腺移植的门静脉回流 12.011

portal vein open 门静脉开放 10.149

portal vein stenosis 门静脉狭窄 10.186

portal vein thrombosis 门静脉血栓形成 10.187

porta vein drainage in small intestine transplantation 小肠移植的门静脉回流 13.016

positive contrast medium 阳性对比剂 07.038

posterior reversible encephalopathy syndrome 可逆性后部白质脑综合征，*后循环脑病 11.131

postoperative bleeding after renal transplantation 肾移植术后迟发性出血 11.122

post reperfusion syndrome 再灌注后综合征 08.024

post-transplantation de novo autoimmune hepatitis 移植后新生自身免疫性肝炎 09.006

post transplant lymphoproliferative disorder 移植后淋巴增殖性疾病 02.099

post-transplant plasma cell hepatitis 移植后浆细胞性肝炎 09.004

PRA 群体反应性抗体 02.041

presensitization 预致敏 02.092

preservation injury 保存性损伤 04.025

preventive analgesia 预防性镇痛 08.025

primary biliary cirrhosis 原发性胆汁性肝硬化 10.115

primary biliary cirrhosis recurrence 原发性胆汁性肝硬化复发 10.177

primary graft dysfunction 原发性移植物功能不全 04.041

primary graft non-function 原发性移植物无功能 01.037

primary hyperoxaluria 原发性高草酸尿症 11.046

primary liver graft nonfunction 原发性移植肝无功能 10.200

primary lung graft dysfunction 原发性移植肺失功

15.047

primary nonfunction after liver transplantation 肝移植术后早期无功能 10.202

primary pancreas graft nonfunction 原发性移植胰腺无功能 12.028

primary sclerotic cholangitis 原发性硬化性胆管炎 10.116

primary sclerotic cholangitis recurrence 原发性硬化性胆管炎复发 10.178

prime 预充 14.020

prime solution 预充液 14.021

principle of individuation 个体化原则 06.004

prognosis 预后 04.010

prophylaxis and treatment of HBV during perioperative period 围手术期乙肝防治 05.005

proteinuria 蛋白尿 11.011

protocol biopsy 程序性活检 09.012

protoporphyria 原卟啉症 10.114

pseudoaneurysm after pancreas transplantation 胰腺移植术后假性动脉瘤 12.032

pseudo-obstruction *假性肠梗阻 11.134

psychiatric assessment 精神评估 04.004

psychological assessment 心理评估 04.006

PTA 经皮腔内血管成形［术］ 07.047，单独胰腺移植 12.003

PTC 经皮穿刺肝胆道成像 07.056，管周毛细血管炎 09.019

PTLD 移植后淋巴增殖性疾病 02.099

pulmonary candidiasis 肺念珠菌病 11.079

pulmonary fibrosis 肺纤维化 09.027

pulmonary infection of aspergillus 肺曲霉菌感染 11.080

pulmonary Langerhans cell histiocytosis 肺朗格汉斯细胞组织细胞增多症 15.036

pulmonary lymphangioleiomyomatosis 肺淋巴管平滑肌瘤 15.033

pulmonary sarcoidosis 肺结节病 15.032

pulmonary vascular resistance 肺血管阻力 14.050

pulsatile perfusion 搏动灌注 14.016

pulsed wave Doppler imaging 脉冲波多普勒成像 07.007

PVR 肺血管阻力 14.050

PVS 门静脉狭窄 10.186

PVT 门静脉血栓形成 10.187

Q

quality of life　生存质量　04.016

R

radiation enteritis　放射性肠炎　13.034

radiation enteropathy　*放射性肠病　13.034

radiation intestinal injury　*放射性肠损伤　13.034

radioisotope renography　同位素肾图　07.061

reactive hypoglycemia　反应性低血糖，*餐后低血糖反应　12.015

recipient　受者，*受体　03.002

recipient nephrectomy　受者肾切除术　11.053

recurrent liver cancer molecular targeted therapy　肝癌复发分子靶向治疗　10.180

recurrent nephropathy after renal transplantation　肾移植术后复发性肾病　11.094

reduced-size liver transplantation　减体积肝移植　10.054

regulatory T cell　调节性 T 细胞　02.013

rejection　排斥反应　01.018

relaxation　弛豫　07.026

relaxation time　弛豫时间　07.029

remnant functional liver volume　剩余功能性肝体积　10.011

renal graft arteriovenous fistula　移植肾动静脉内瘘　11.124

renal graft artery stenosis　移植肾动脉狭窄　11.065

renal graft biopsy　移植肾活检　09.011

renal graft calculus　移植肾结石　11.073

renal graft compartment syndrome　移植肾筋膜室综合征　11.129

renal graft hydronephrosis　移植肾积水　11.074

renal graft intolerance syndrome　移植肾不耐受综合征　11.142

renal graft papillary necrosis　移植肾乳头坏死　11.146

renal graft pyelonephritis　移植肾肾盂肾炎　11.093

renal graft rupture　移植肾破裂　11.066

renal graft ureteral calculus　移植肾输尿管结石　11.072

renal graft vasculopathy　移植肾血管病　11.123

renal insufficiency after heart transplantation　心脏移植后肾功能不全　14.057

renal osteodystrophy　肾性骨营养不良［症］　11.114

renal transplantation　肾移植　11.001

renal transplant recipient　肾移植受者　11.028

renal tubular acidosis　肾小管性酸中毒　11.145

reno-portal orthotopic auxiliary liver transplantation　肾–门静脉吻合原位辅助性肝移植　10.048

resistant steroid rejection　耐类固醇排斥反应　01.022

restrictive cardiomyopathy　限制型心肌病　14.040

retransplantation　再次移植　01.015

retrograde autologous priming　自体血逆预充技术　14.022

retrograde flush　逆行灌注　15.020

reused donated organ　移植物再用供器官　03.038

reused heart graft　移植物再用供心　14.008

reused kidney graft　移植物再用供肾　11.026

reused liver donated liver　移植物再用供肝　10.064

reuse of auxiliary liver graft　辅助性移植肝再利用　10.049

rewarming injury　复温损伤　04.029

right heart catheterization　右心导管检查　14.052

right heart failure　右心衰竭　14.054

right lobe living donated liver　活体右半肝供肝　10.030

right lobe living liver transplantation　右半肝供肝活体肝移植　10.017

right lobe with middle hepatic vein living donated liver　包括肝中静脉的活体右半肝供肝　10.031

right lobe with middle hepatic vein living liver transplantation　右半肝带肝中静脉供肝活体肝移植　10.018

right lobe with middle vascular bridging living liver transplantation　右半肝血管架桥供肝活体肝移植　10.019

right lobe without middle hepatic vein living donated liver　不包括肝中静脉的活体右半肝供肝　10.032

right posterior lobe living liver transplantation　右后叶供肝活体肝移植　10.023

right posterior segment living donated liver　活体右后

叶供肝　10.034

risk assessment　风险评估　04.005

rituximab　利妥昔单抗　06.014

robotic-assisted donor nephrectomy　［达芬奇］机器人

辅助活体供肾切取术　11.017

ROD　肾性骨营养不良［症］　11.114

rupture of renal graft blood vessel　移植肾血管破裂　11.062

S

safety limit of liver resection　肝脏切除安全限量　10.012

salvage liver transplantation　挽救性肝移植　10.179

schistosoma cirrhosis　血吸虫肝硬化　10.110

sea-blue histiocyte syndrome　海蓝组织细胞综合征　10.089

segmental enteritis　＊节段性肠炎　13.035

segmental pancreas transplantation　节段胰腺移植　12.007

segmental small intestine transplantation　节段小肠移植　13.004

selective coronary arteriography　选择性冠状动脉造影　07.060

selective digestive decontamination　选择性消化道去污　13.058

selective hepatic arteriography　选择性肝动脉造影　07.050

self-tolerance　自身耐受　02.030

sepsis　脓毒症　02.100

sequential bilateral lung transplantation　序贯式双肺移植　15.004

sequential organ transplant donor　＊连续性器官移植供者　03.016

sequential small intestine transplantation　序贯小肠移植　13.012

sequential therapy　序贯治疗　06.003

sequent opening　分时开放　10.151

short bowel syndrome　短肠综合征　13.024

short hepatic vein　肝短静脉　10.141

short-term complication　近期并发症　04.014

short-term prognosis　近期预后　04.011

SHVCS　肝上下腔静脉狭窄　10.188

simultaneous opening　同时开放　10.150

simultaneous pancreas and kidney transplantation　胰肾联合移植　12.004

single lung graft　单肺移植供肺　15.016

single lung transplantation　单肺移植　15.002

single segment living donated liver　活体单肝段供肝　10.029

sirolimus-induced inflammatory syndrome　西罗莫司诱导性炎症反应综合征　11.139

SLE　系统性红斑狼疮　11.041

SLT　劈离式肝移植　10.050，挽救性肝移植　10.179，单肺移植　15.002

small for size syndrome　小肝综合征　10.041

small intestine graft vascular preservation　移植小肠血管保存　13.013

small intestine transplantation　小肠移植　13.001

SNMP　亚低温机械灌注　04.022

spatial resolution　空间分辨率　07.032

special liver transplantation　特殊类型肝移植　10.044

special renal transplantation　特殊类型肾移植　11.018

sphingomyelinosis　＊鞘磷脂沉积病　10.069

SPK transplantation　胰肾联合移植　12.004

split liver transplantation　劈离式肝移植　10.050

SRAR　激素抵抗性急性排斥反应　01.021

standard liver volume　标准肝体积　10.014

standard orthotopic heart transplantation　＊标准原位心脏移植　14.003

standard serological typing method　标准血清学分型方法　02.061

stasis syndrome　＊淤积综合征　13.043

steatosis donated liver　脂肪变性供肝　10.061

stem cell transplantation　干细胞移植　01.016

steroid-induced ileus　激素性肠梗阻　11.134

steroid-resistant acute rejection　激素抵抗性急性排斥反应　01.021

subacute liver failure　亚急性肝衰竭　10.090

subnormothermic machine perfusion　亚低温机械灌注　04.022

superior mesenteric artery embolism　肠系膜上动脉栓塞　13.028

superior mesenteric artery thrombosis　肠系膜上动脉血栓形成　13.027

superior mesenteric venous thrombosis　肠系膜上静脉血栓形成　13.029

suprahepatic vena cava stenosis　肝上下腔静脉狭窄　10.188

syngenic donated organ　同系供器官　03.022

syngenic transplantation　*同基因移植　01.009

systemic inflammatory response syndrome　系统性炎症反应综合征　14.030

systemic lupus erythematosus　系统性红斑狼疮　11.041

systemic venous drainage　经体循环回流　12.012

T

TACE　经导管动脉化疗栓塞[术]　07.045

tacrolimus-associated hemolytic uremic syndrome　他克莫司相关性溶血性尿毒综合征　11.138

TAH　全人工心脏　14.044

target-controlled infusion　靶控输注　08.006

Tc cell　细胞毒性 T 细胞　02.016

T cell receptor　T 细胞受体　02.068

TCR　T 细胞受体　02.068

TEE　经食管超声心动图检查　14.032

telescope anastomosis　望远镜式吻合，*套叠式吻合　15.026

temporary enterostomy　暂时肠造口术　13.018

Th cell　辅助性 T 细胞　02.015

the first porta hepatis　第一肝门　10.138

the second porta hepatis　第二肝门　10.139

the third porta hepatis　第三肝门　10.140

thrombotic microangiopathy　血栓微血管病　09.014

thrombotic thrombocytopenic purpura　血栓性血小板减少性紫癜　11.109

TIPSS　经颈静脉肝内门腔内支架分流[术]　07.046

tissue matching　组织配型　01.033

tissue transplantation　组织移植　01.004

T lymphocyte　T[淋巴]细胞　02.012

TMA　血栓微血管病　09.014

total artificial heart　全人工心脏　14.044

total intravenous anesthesia　全凭静脉麻醉　08.005

total ischemic time　总缺血时间　01.031

total liver volume　全肝体积　10.009

tracheobronchomalacia　气管支气管软化　15.052

transbronchial lung biopsy　经支气管肺活检　15.027

transcatheter arterial chemoembolization　经导管动脉化疗栓塞[术]　07.045

transesophageal echocardiography　经食管超声心动图检查　14.032

transfusion-related acute lung injury　输血相关性急性肺损伤　08.019

transjugular intrahepatic portosystemic stent-shunt　经颈静脉肝内门腔内支架分流[术]　07.046

transmural arteritis　透壁性动脉炎　09.018

transplantation　移植　01.001

transplantation antigen　移植抗原　02.039

transplantation immunity　移植免疫　02.005

transplantation rejection　移植排斥　02.096

transversal relaxation　纵向弛豫　07.027

transversal relaxation time　纵向弛豫时间　07.030

transverse relaxation　横向弛豫　07.028

transverse relaxation time　横向弛豫时间　07.031

Tr cell　调节性 T 细胞　02.013

tubulitis　肾小管炎　09.016

T_1 weighted imaging　T_1 加权成像　07.024

T_2 weighted imaging　T_2 加权成像　07.025

two dimensional ultrasonography　二维超声检查　07.003

two-stage small intestine transplantation　二期小肠移植　13.007

U

UCNHBD　不可控制的无心跳供者　03.013

ultra-short bowel syndrome　超短肠综合征　13.025

ultrasonic contrast　超声造影，*声学造影　07.010

ultrasonic diagnosis　超声诊断　07.002

uncontrolled non-heart-beating donor　不可控制的无心跳供者　03.013

University of California San Francisco criteria　加州大学旧金山分校标准，*UCSF 标准　10.128

University of Wisconsin solution　威斯康星[大学]液　04.033

unliving tissue transplantation　非活体组织移植，*支架移植，*结构移植　01.006

urea cycle defect　尿素循环缺陷　10.120

ureteral leak　尿漏　11.067

汉 英 索 引

A

B

uncontrolled non-heart-beating donor 03.032

不可控制的无心跳供者 uncontrolled
non-heart-beating donor, UCNHBD 03.013

不可挽回之点 point of no return 10.042

*布–加综合征 Budd-Chiari syndrome 10.072

部分容积效应 partial volume effect 07.019

C

彩色多普勒能量图 color Doppler energy image,
CDE image 07.009

彩色多普勒血流成像 color Doppler flow imaging,
CDFI 07.005

蔡尔德–皮尤改良评分 Child-Turcotte Pugh score,
CTP score 05.004

*餐后低血糖反应 reactive hypoglycemia 12.015

肠道内分泌功能障碍 intestinal endocrine dysfunction 13.023

肠道通透性 intestinal permeability 13.051

肠道相关淋巴组织 gut-associated lymphoid tissue,
GALT 13.055

*肠毒血症 necrotic enteritis 13.039

肠功能障碍 intestinal dysfunction 13.022

肠康复 intestinal rehabilitation 13.047

肠内营养 enteral nutrition 13.044

*肠黏膜发育异常 intestinal epithelial dysplasia
13.031

肠扭转 volvulus 13.038

肠屏障 intestinal barrier 13.052

肠腔保存 lumen preservation 13.014

肠衰竭 intestinal failure 13.020

肠衰竭相关性肝脏疾病 intestinal failure-associated
liver disease 13.050

肠外营养 parenteral nutrition 13.045

肠外营养相关并发症 parenteral nutrition-associated
complication 13.048

肠外营养相关性肝脏疾病 parenteral nutrition-associated liver disease 13.049

*肠外营养相关性淤胆 parenteral nutrition-associated
cholestasis 13.049

肠系膜上动脉栓塞 superior mesenteric artery embolism 13.028

肠系膜上动脉血栓形成 superior mesenteric artery
thrombosis 13.027

肠系膜上静脉血栓形成 superior mesenteric venous
thrombosis 13.029

肠造口术 enterostomy 13.017

常温机械灌注 normothermic machine perfusion
04.023

超短肠综合征 ultra-short bowel syndrome 13.025

超急排斥反应 hyperacute rejection 01.019

超声造影 ultrasonic contrast 07.010

超声诊断 ultrasonic diagnosis 07.002

C4d 沉积 C4d deposition 09.020

成本分析 cost analysis 04.007

成本效益分析 cost benefit analysis 04.008

成人间活体肝移植 adult-adult living liver transplantation 10.003

程序性活检 protocol biopsy 09.012

弛豫 relaxation 07.026

弛豫时间 relaxation time 07.029

迟发型他克莫司相关性小脑萎缩 late-onset tacro-limus-associated cerebellar atrophia 11.130

冲击治疗 implosive therapy 06.001

充盈缺损 filling defect 07.034

磁共振 magnetic resonance 07.020

磁共振成像 magnetic resonance imaging, MRI
07.017

磁共振胆胰管成像 magnetic resonance cholangi-opancreatography, MRCP 07.052

磁共振尿路成像 magnetic resonance urography,
MRU 07.057

磁共振血管成像 magnetic resonance angiography,
MRA 07.051

磁压榨胆肠吻合 magnetic compression bilioenteric
anastomosis 10.195

磁压榨无缝线化肝移植 magnetic compression
anastomosis for sutureless liver transplantation
10.190

磁压榨狭窄胆道疏通术 magnetic compression
anastomosis for biliary obstruction 10.194

磁压榨血管吻合 magnetic compression vascular
anastomosis 10.189

次要组织相容性复合体 minor histocompatibility
complex 02.054

丛状病变 plexiform lesion 09.030

* 二维多普勒血流显像　color Doppler flow imaging, CDFI　07.005

F

反应性低血糖　reactive hypoglycemia　12.015

* 放射性肠病　radiation enteropathy　13.034

* 放射性肠损伤　radiation intestinal injury　13.034

放射性肠炎　radiation enteritis　13.034

非搏动灌注　non-pulsatile perfusion　14.017

非干酪样肉芽肿　non-caseating epithelioid cell granulomas　09.028

非活体组织移植　unliving tissue transplantation　01.006

非酒精性脂肪性肝炎　non-alcoholic steatohepatitis, NASH　10.121

非整块肝肠联合移植　composite combined liver-intestine transplantation　16.010

肥厚型心肌病　hypertrophic cardiomyopathy　14.038

肺孢子虫病　pneumocystosis　11.081

肺隔离技术　lung isolation technique　08.020

肺减容术　lung volume reduction surgery, LVRS　15.023

肺结节病　pulmonary sarcoidosis　15.032

肺朗格汉斯细胞组织细胞增多症　pulmonary Langerhans cell histiocytosis　15.036

肺淋巴管平滑肌瘤　pulmonary lymphangioleiomyomatosis, PLAM　15.033

肺弥漫性钙化　diffuse pulmonary calcification　11.144

肺念珠菌病　pulmonary candidiasis　11.079

肺曲霉菌感染　pulmonary infection of aspergillus　11.080

肺缺血再灌注损伤　lung ischemia reperfusion injury, LIRI　15.048

肺纤维化　pulmonary fibrosis　09.027

* 肺心病　cor pulmonale　15.034

肺血管阻力　pulmonary vascular resistance, PVR　14.050

肺叶移植　lobar lung transplantation　15.005

肺移植　lung transplantation　15.001

肺源性心脏病　cor pulmonale　15.034

肺再移植　lung retransplantation　15.007

分时开放　sequent opening　10.151

Z 分数　Z score　10.127

6 分钟步行试验　6 min walk test　15.044

Fas 分子　Fas　02.070

风险评估　risk assessment　04.005

弗雷泽综合征　Frasier syndrome, FS　11.048

辅助性肝移植　auxiliary liver transplantation　10.045

辅助性 T 细胞　helper T cell, Th cell　02.015

辅助性移植肝再利用　reuse of auxiliary liver graft　10.049

复温损伤　rewarming injury　04.029

腹裂　gastroschisis　13.036

腹膜透析　peritoneal dialysis, PD　11.052

腹腔间室综合征　abdominal compartment syndrome, ACS　13.059

腹腔镜活体供肾切取术　laparoscopic donor nephrectomy　11.016

G

* Child-Pugh 改良分级评分　Child-Turcotte Pugh score, CTP score　05.004

钙调磷酸酶抑制剂相关性疼痛综合征　calcineurin inhibitor-induced pain syndrome　11.132

钙调磷酸酶抑制剂诱导性血栓性微血管病变　calcineurin inhibitor-induced thrombotic microangiopathy　11.137

钙调磷酸酶抑制剂中毒　calcineur inhibitor toxicity　09.024

钙调神经蛋白抑制剂　calcineurin inhibitor, CNI　06.006

肝癌复发分子靶向治疗　recurrent liver cancer molecular targeted therapy　10.180

肝肠联合移植　combined liver and intestine transplantation　16.008

肝动脉变异　hepatic artery variation　10.147

肝动脉假性动脉瘤　hepatic artery pseudoaneurysm, HAP　10.185

肝动脉狭窄　hepatic artery stenosis, HAS　10.183

肝动脉显微吻合　microscopic hepatic artery anas-

*供体　donor　03.001

供心心肌保护　myocardial protection for donated heart　14.009

供者　donor　03.001

供者交换计划　donor exchange programe　03.041

供者特异性抗体　donor specific antibody, DSA　02.064

供者支持　donor advocate　04.003

孤儿供肝　orphan donated liver　10.035

谷氨酸脱羧酶抗体　glutamic acid decarboxylase antibody, GADA　12.019

谷浓度　minimum concentration　02.081

骨坏死　osteonecrosis　11.121

骨软化［症］　osteomalacia　11.117

骨再生不良　aplastic bone disease　11.118

骨质疏松［症］　osteoporosis　11.120

固有免疫　innate immunity　02.003

冠状动脉粥样硬化　coronary atherosclerosis　14.059

管周毛细血管炎　peritubular capillaritis, PTC　09.019

CT 灌注成像　computed tomography perfusion imaging　07.055

过客淋巴细胞综合征　passenger lymphocyte syndrome　11.136

过路白细胞　passenger leukocyte　02.021

H

蛤壳式切口　clam-shell incision　15.024

海蓝组织细胞综合征　sea-blue histiocyte syndrome　10.089

杭州标准　Hangzhou criteria　10.130

*黑斑息肉综合征　Peutz-Jeghers syndrome　13.041

横向弛豫　transverse relaxation　07.028

横向弛豫时间　transverse relaxation time　07.031

*后循环脑病　posterior reversible encephalopathy syndrome　11.131

呼吸困难　dyspnea　15.042

化学位移伪影　chemical shift artifact　07.023

坏死性肠炎　necrotic enteritis　13.039

环磷酰胺　cyclophosphamide　06.009

患者自控镇痛　patient-controlled analgesia　08.010

混合性骨病　mixed osteodystrophy　11.119

活体单肝段供肝　single segment living donated liver　10.029

活体非亲属肝移植　living unrelated liver transplantation　10.006

活体非亲属供器官　living unrelated donated organ　03.026

活体非亲属供者　living unrelated donor　03.005

活体非亲属肾移植　living unrelated renal transplantation　11.004

活体肺叶移植　living lobar lung transplantation　15.006

活体肝移植　living liver transplantation　10.002

活体肝移植胆道成像　living liver transplantion cholangiography　07.054

活体肝移植知情同意　informed consent in living liver transplantation　10.008

活体供肺　living donated lung　15.013

活体供肝　living donated liver　10.024

活体供器官　living donated organ　03.024

活体供肾　living donated kidney　11.006

活体供者　living donor　03.003

活体供者并发症　living donor complication　10.039

活体供者评估　living donor evaluation　10.038

活体供者死亡　living donor death　10.040

活体亲属肝移植　living related liver transplantation　10.005

活体亲属供器官　living related donated organ　03.025

活体亲属供者　living related donor　03.004

活体亲属肾移植　living related renal transplantation　11.003

活体肾移植　living renal transplantation　11.002

活体双器官供者　dual living donor　03.007

活体双左叶供肝　dual left lobe living donated liver　10.033

活体小肠移植　living small intestine transplantation　13.003

*活体心脏移植供心　donated heart from domino heart transplantation　14.007

活体胰腺移植　living pancreas transplantation　12.008

活体右半肝供肝　right lobe living donated liver　10.030

活体右后叶供肝　right posterior segment living donated liver　10.034

活体组织移植　living tissue transplantation　01.005

活体左半肝供肝　left lobe living donated liver　10.025

活体左外叶供肝　left lateral lobe living donated liver　10.028

获得性免疫耐受　acquired immune tolerance　02.026

获得性输尿管憩室　acquired ureteral diverticulum　11.128

霍夫曼消除　Hofmann elimination　08.011

J

机械辅助循环　mechanical circulatory support　14.041

机械灌注　machine perfusion　04.020

肌酐清除率　creatinine clearance rate, CCR　11.010

* MIC 基因　MIC gene　02.048

* MICA 基因　MICA gene　02.049

* MICB 基因　MICB gene　02.051

激活全血凝固时间　activated clotting time of whole blood　14.018

激素抵抗性急性排斥反应　steroid-resistant acute rejection, SRAR　01.021

激素复苏　hormone recovery　14.034

激素性肠梗阻　steroid-induced ileus　11.134

急性多发性肌炎　acute polymyositis　11.141

急性肝衰竭　acute liver failure　10.091

急性股神经病变　acute femoral neuropathy　11.140

急性呼吸窘迫综合征　acute respiratory distress syndrome, ARDS　11.089

急性排斥反应　acute rejection　01.020

急性排斥反应病理分级　pathological grade of acute rejection　15.046

急性肾小管坏死　acute renal tubular necrosis　09.013

急性血管反应试验　acute vasoreactivity test　14.051

急性血液稀释　acute hemodilution　08.022

急性移植物失功　acute graft dysfunction, AGD　01.035

急性重型肝炎　acute severe hepatitis　10.092

计算机体层成像　computed tomography, CT　07.014

* 计算机体层摄影　computed tomography, CT　07.014

记忆性 T 细胞　memory T cell　02.014

寄生虫性肝病　parasitic liver disease　10.093

加德纳综合征　Gardner syndrome　13.040

T₁ 加权成像　T1 weighted imaging　07.024

T₂ 加权成像　T2 weighted imaging　07.025

加速康复麻醉　fast-track anesthesia　08.008

加速性排斥反应　accelerated rejection　02.097

加州大学旧金山分校标准　University of California San Francisco criteria　10.128

家庭肠外营养　home parenteral nutrition　13.046

家族性淀粉样多神经病变　familial amyloid polyneuropathy　10.119

家族性高胆固醇血症　familial hypercholesterolemia　10.094

家族性高脂血症　familial hyperlipidemia　10.095

甲状旁腺功能亢进性骨病　hyperparathyroidism bone disease　11.115

* 假性肠梗阻　pseudo-obstruction　11.134

减体积肝移植　reduced-size liver transplantation　10.054

浆细胞　plasma cell　02.018

* 交叉反应组配型　cross reactive group matching　02.059

角膜色素环　Kayser-Fleischer ring　10.096

节段小肠移植　segmental small intestine transplantation　13.004

* 节段性肠炎　segmental enteritis　13.035

节段胰腺移植　segmental pancreas transplantation　12.007

结缔组织病　connective tissue disease, CTD　15.035

* 结构移植　unliving tissue transplantation　01.006

介入放射学　interventional radiology　07.036

介入[性]超声　interventional ultrasound　07.012

近期并发症　short-term complication　04.014

近期预后　short-term prognosis　04.011

经导管动脉化疗栓塞[术]　transcatheter arterial chemoembolization, TACE　07.045

经典原位全肝移植　classic orthotopic liver transplantation　10.133

经典原位心脏移植 classic orthotopic heart transplantation 14.003

经颈静脉肝内门腔内支架分流［术］ transjugular intrahepatic portosystemic stent-shunt, TIPSS 07.046

经内镜逆行胆胰管成像 endoscopic retrograde cholangiopancreatography, ERCP 07.053

经皮穿刺肝胆道成像 percutaneous transhepatic cholangiography, PTC 07.056

经皮经肝胆道球囊扩张［术］ percutaneous transhepatic biliary ballon dilatation 07.048

经皮经肝胆道支架置入［术］ percutaneous transhepatic biliary stents placement 07.049

经皮腔内血管成形［术］ percutaneous transluminal angioplasty, PTA 07.047

经食管超声心动图检查 transesophageal echocardiography, TEE 14.032

经体循环回流 systemic venous drainage 12.012

经支气管肺活检 transbronchial lung biopsy 15.027

精神评估 psychiatric assessment 04.004

静脉–静脉转流 veno-venous bypass 10.135

静脉肾盂造影 intravenous pyelography 07.059

*镜下血尿 microscopic hematuria 11.014

酒精性肝病 alcoholic liver disease 10.097

局灶节段性肾小球硬化 focal segmental glomerulosclerosis, FSGS 11.038

巨噬细胞 macrophage 02.017

*巨噬细胞活化综合征 hemophagocytic syndrome 11.135

巨细胞病毒性肠炎 cytomegalovirus colitis 11.092

巨细胞病毒性肺炎 cytomegalovirus pneumonia 11.082

卷褶伪影 wrap artifact 07.022

决策分析 decision analysis 04.009

K

卡罗利病 Caroli disease 10.066

卡罗琳娜液 Carolina solution 04.037

*卡氏肺孢子菌肺炎 pneumocystis carinii pneumonia 11.081

开放式活体供肾切取术 open nephrectomy 11.015

康斯特液 histidine-tryptophane-ketoglutarate solution, HTK solution 04.034

抗代谢药物 antimetabolite 06.005

抗淋巴细胞血清 antilymphocyte serum, ALS 06.010

抗内皮细胞抗体 anti-endothelial cell antibody, AECA 02.065

抗体 antibody, Ab 02.040

抗体依赖细胞介导的细胞毒作用 antibody-dependent cell-mediated cytotoxicity, ADCC 02.089

抗胸腺细胞免疫球蛋白 antilymphocyte globulin, ALG 02.076

α1-抗胰蛋白酶缺乏症 α1-antitrypsin deficiency 10.071

抗原 antigen 02.032

抗原表位 epitope, antigenic determinant, AD 02.033

抗原提呈细胞 antigen presenting cell, APC 02.022

可控制的无心跳供器官 donated organ from controlled non-heart-beating donor 03.031

可控制的无心跳供者 controlled non-heart-beating donor, CNHBD 03.012

可逆性后部白质脑综合征 posterior reversible encephalopathy syndrome 11.131

*克拉茨金瘤 Klatskin tumor 10.077

克隆器官 cloned organ 03.040

克隆清除 clone deletion 02.085

克隆无反应 clonal anergy 02.091

克罗恩病 Crohn disease 13.035

克纳综合征 Crigler-Najjar syndrome 10.067

空洞性内脏肌病 hollow visceral myopathy 13.032

空间分辨率 spatial resolution 07.032

控制性降压 controlled hypotension 08.017

库普弗细胞 Kupffer cell 02.020

矿物质和骨代谢异常 mineral and bone disorder 11.113

*扩大标准的供者 expanded criteria donor 03.015

扩大供肝选择标准 expanded donated liver selecting criteria 10.057

扩大右半肝供肝活体肝移植 expanded right lobe

living liver transplantation　10.022
扩展供肺　extended donated lung　15.012

L

狼疮性肾炎　lupus nephritis, LN　11.042
老年供肝　older donated liver　10.062
老年供肾　olderly donated kidney　11.024
老年肾移植　olderly renal transplantation　11.023
MHC Ⅰ类分子　MHC class Ⅰ molecule　02.047
MHC Ⅱ类分子　MHC class Ⅱ molecule　02.053
MHC Ⅰ类链相关基因　MHC class Ⅰ chain-related gene　02.048
MHC Ⅰ类链相关基因 A　MHC class Ⅰ chain-related gene A　02.049
MHC Ⅰ类链相关基因 B　MHC class Ⅰ chain-related gene B　02.051
MHC Ⅰ类链相关基因 A 抗体　MICA antibody　02.050
MHC Ⅰ类链相关基因 B 抗体　MICB antibody　02.052
冷保存　cold preservation　04.018
冷保存损伤　cold preservation injury　04.027
冷冻动脉　cryopreserved artery　10.161
冷冻静脉　cryopreserved vein　10.160
冷缺血　hypothermic ischemia　01.028
冷缺血时间　hypothermic ischemia time　01.030
离体肺灌注系统　ex vivo lung perfusion system,

扩张型心肌病　dilated cardiomyopathy　14.037

EVLP system　15.021
李氏人工肝系统　Li's artificial liver system　10.132
理想肝体积　estimated liver volume　10.015
理想供肺　ideal donated lung　15.010
立即经血液介导炎症反应　instant blood-mediated inflammatory reaction, IBMIR　12.043
利妥昔单抗　rituximab　06.014
*连接肽　C-peptide　12.022
连续波多普勒成像　continuous wave Doppler imaging　07.008
*连续性器官移植供者　sequential organ transplant donor　03.016
连续性血液透析滤过　continuous venous(arterio)-venous hemodiafiltration　05.009
B[淋巴]细胞　B lymphocyte　02.011
T[淋巴]细胞　T lymphocyte　02.012
*淋巴细胞毒交叉配型试验　lymphocyte cross matching test　02.093
淋巴细胞毒试验　lymphocyte cytotoxicity test　02.093
流空效应　flowing void effect　07.033
流式细胞术　flow cytometry assay　02.095

M

脉冲波多普勒成像　pulsed wave Doppler imaging　07.007
慢加急性肝衰竭　acute-on-chronic liver failure　10.098
慢性丙型肝炎　chronic hepatitis C　10.099
慢性肝衰竭　chronic liver failure　10.100
慢性假性肠梗阻综合征　chronic intestinal pseudo-obstruction syndrome　13.033
慢性排斥反应　chronic rejection　01.023
慢性肾衰竭　chronic renal failure, CRF　11.031
慢性肾脏病　chronic kidney disease, CKD　11.029
*慢性特发性假性肠梗阻综合征　chronic idiopathic intestinal pseudo-obstruction syndrome　13.033
慢性胰腺炎　chronic pancreatitis　12.025

慢性移植肾肾病　chronic renal graft nephropathy　09.015
慢性移植物动脉血管病　chronic graft arteriopathy　09.023
慢性移植物失功　chronic graft dysfunction, CGD　01.036
慢性乙型肝炎　chronic hepatitis B　10.101
慢性阻塞性肺疾病　chronic obstructive pulmonary disease, COPD　15.028
盲袢综合征　blind loop syndrome　13.043
毛细血管渗漏综合征　capillary leakage syndrome　14.015
酶联免疫吸附测定　enzyme-linked immunosorbent assay, ELISA　02.063
霉酚酸相关性肠炎　mycophenolate-induced colitis

11.133

门管区型急性排斥反应 portal area acute rejection, PAAR 09.007

门管区型 ACR 组织学诊断三联征 portal area-ACR histological triad 09.003

门静脉海绵样变 cavernous transformation of the portal vein, CTPV 07.035

门静脉开放 portal vein open 10.149

门静脉狭窄 portal vein stenosis, PVS 10.186

门静脉血栓形成 portal vein thrombosis, PVT 10.187

弥漫性肺泡损伤 diffuse alveolar damage, DAD 09.031

米兰标准 Milan criteria 10.129

免疫 immunity 02.002

免疫防御 immunologic defense 02.086

免疫忽略 immunological ignorance 02.031

免疫豁免部位 immunological privileged site 02.072

免疫监视 immunologic surveillance 02.088

免疫耐受 immunological tolerance 02.025

免疫器官 immune organ 02.009

免疫稳定 immunologic homeostasis 02.087

免疫系统 immune system 02.006

免疫细胞 immunocyte 02.010

免疫抑制 immune suppression 02.077

免疫抑制剂 immunosuppressant 02.078

免疫抑制剂谷浓度 immunosuppressant minimum concentration 02.082

免疫抑制剂监测 monitoring of immunosuppressant 02.080

免疫抑制治疗 immunosuppressive therapy 02.079

免疫应答 immune response 02.024

免疫诱导治疗 immune induction therapy 05.006

免疫原性 immunogenicity 02.023

膜性肾病 membranous nephropathy 11.037

膜增生性肾小球肾炎 membranoproliferative glomerulonephritis, MPGN 11.036

莫罗单抗-CD3 muromonab-CD3 06.011

N

耐类固醇排斥反应 resistant steroid rejection 01.022

囊性肺纤维化 cystic pulmonary fibrosis, CPF 15.030

囊性纤维化 cystic fibrosis 10.102

脑电双频指数 bispectral index 08.015

脑死亡 brain death 03.009

脑死亡供肺 donated lung from brain death donor 15.015

脑死亡供器官 donated organ from brain death donor 03.029

脑死亡供者 donor of brain death, DBD 03.010

脑-心死亡供器官 donated organ from brain-cardiac death donor 03.033

脑-心死亡供者 donor after brain-cardiac death 03.014

尼曼-皮克病 Niemann-Pick disease 10.069

逆行灌注 retrograde flush 15.020

匿名供者 anonymous donor 03.006

匿名供者供器官 anonymous donated organ 03.027

黏膜免疫系统 mucosal immune system 13.056

黏膜相关淋巴组织 mucosal-associated lymphoid tissue, MALT 13.057

尿蛋白-肌酐比值 urinary protein-creatinine ratio 11.013

尿漏 ureteral leak 11.067

CT 尿路成像 computed tomography urography 07.058

尿素循环缺陷 urea cycle defect 10.120

尿潴留 urinary retention 11.077

纽约心功能分级 New York Heart function assessment 14.045

脓毒症 sepsis 02.100

O

欧洲柯林液 Euro-Collins solution 04.032

P

排斥反应　rejection　01.018

派尔集合淋巴结　Peyer patch　13.054

旁原位移植　paratopic transplantation　01.014

膀胱扩大术　bladder enlargement procedure　11.057

Fas 配体　Fas ligand　02.071

劈离式肝移植　split liver transplantation, SLT　10.050

* MELD 评分　model for end-stage liver disease, MELD　05.002

* PELD 评分　pediatric end-stage liver disease model, PELD model　05.003

* CTP 评分　Child-Turcotte Pugh score, CTP score　05.004

* MERB 评分　model for evaluating the risk of hepatitis B recurrence, MERB　10.174

* BODE 评分　BODE index　15.039

葡萄糖刺激的胰岛素释放试验　glucose stimulated insulin releasing test　12.047

气道并发症　airway complication　15.049

气管支气管软化　tracheobronchomalacia　15.052

气流阻塞程度　degree of airflow obstruction　15.041

Q

器官保存　organ preservation　04.017

器官保存液　organ preservation solution　04.031

器官簇　organ cluster　16.005

器官簇移植　organ cluster transplantation　16.004

器官分配　organ sharing　01.038

器官灌洗液　organ perfusate　01.032

器官捐献　organ donation　01.039

器官联合移植　combined organ transplantation　16.003

器官移植　organ transplantation　01.002

器官移植病理学　organ transplantation pathology　09.001

器官移植伦理学　organ transplantation ethics　01.040

器官移植麻醉学　organ transplantation anesthesiology　08.001

器官移植免疫学　organ transplantation immunology　02.001

器官移植学　organ transplantation　01.003

器官移植影像学　organ transplantation imaging　07.001

浅低温　mild hypothermia　14.011

嵌合体　chimera　02.066

腔静脉回流　vena cava drainage　13.015

* 鞘磷脂沉积病　sphingomyelinosis　10.069

侵袭性肺部真菌感染　invasive pulmonary fungal infection, IPFI　11.078

清醒气管内插管法　conscious intubation　08.014

全肝体积　total liver volume　10.009

全凭静脉麻醉　total intravenous anesthesia　08.005

全人工心脏　total artificial heart, TAH　14.044

全身麻醉后苏醒延迟　delayed recovery after general anesthesia　08.016

全腺泡型肺气肿　panacinar emphysema　09.026

全小肠移植　whole small intestine transplantation　13.005

全心原位心脏移植　whole heart orthotopic heart transplantation　14.005

全胰腺移植　whole pancreas transplantation　12.005

缺血性心肌病　ischemic cardiomyopathy　14.039

缺血预适应　ischemic preconditioning　04.038

缺血再灌注损伤　ischemia reperfusion injury　04.030

群体反应性抗体　panel reactive antibody, PRA　02.041

热缺血　warm ischemia　01.027

热缺血时间　warm ischemia time　01.029

R

人工肝　artificial liver　10.131

* 人工器官　artificial organ　03.039

人类白细胞抗原　human leucocyte antigen, HLA　02.034

S

11.086

肾移植术后深静脉血栓　deep venous thrombosis after renal transplantation　11.125

肾移植术后糖尿病　diabetes mellitus after renal transplantation　11.097

肾移植术后新发糖尿病　new onset diabetes after renal transplantation　11.098

肾移植术后新发性肾病　de novo nephropathy after renal transplantation　11.095

肾移植术后药物性骨髓抑制　drug-induced bone marrow suppression after renal transplantation　11.108

升主动脉深插管　deep intubation in ascending aorta　14.026

生存质量　quality of life　04.016

*声学造影　ultrasonic contrast　07.010

声阻抗　acoustic impedance　07.011

剩余功能性肝体积　remnant functional liver volume　10.011

尸体供肝　cadaveric donated liver　10.037

尸体供器官　cadaveric donated organ　03.028

尸体供者　cadaveric donor　03.008

尸体胰腺移植　cadaveric pancreas transplantation　12.006

施尔生液　Celsior solution　04.035

时量相关半衰期　context-sensitive half-time

08.004

适应性免疫　adaptive immunity　02.004

噬血细胞综合征　hemophagocytic syndrome　11.135

*受体　recipient　03.002

受者　recipient　03.002

受者肾切除术　recipient nephrectomy　11.053

*舒张性心力衰竭　heart failure with normal ejection fraction　14.047

输血相关性急性肺损伤　transfusion-related acute lung injury　08.019

术中 B 超定位　intraoperative B-ultrasound localization　07.013

术中胆道造影　intraoperative cholangiography　10.166

术中知晓　intraoperative awareness　08.013

树突状细胞　dendritic cell　02.019

双肺移植供肺　bilateral lung graft　15.017

双供者活体肝移植　dual living liver transplantation　10.007

双腔静脉插管　double vena cava intubation　14.031

双腔原位心脏移植　double cavity orthotopic heart transplantation　14.004

顺行灌注　anterograde flush　15.019

宿主抗原　host antigen　02.038

T

他克莫司相关性溶血性尿毒综合征　tacrolimus-associated hemolytic uremic syndrome　11.138

胎儿供器官　fetal donated organ　03.035

胎儿供者　fetal donor　03.019

C 肽　C-peptide　12.022

糖化血红蛋白　glycosylated hemoglobin　12.024

糖尿病肾病　diabetic nephropathy, DN　11.040

糖尿病酮症酸中毒　diabetic ketoacidosis　12.026

糖尿病性肾衰竭　diabetic renal failure　12.018

糖原贮积症　glycogen storage disease　10.125

*套叠式吻合　telescope anastomosis　15.026

特发性肺动脉高压　idiopathic pulmonary arterial hypertension, IPAH　15.037

特发性肺间质纤维化　idiopathic pulmonary fibrosis, IPF　15.029

特发性新生儿肝炎　idiopathic neonatal hepatitis　10.104

特殊类型肝移植　special liver transplantation　10.044

特殊类型肾移植　special renal transplantation　11.018

体外机械灌注系统　mechanical in vitro perfusion system　04.024

体外循环　extracorporeal circulation　14.010

体外循环时间　bypass time　14.025

体液免疫　humoral immunity　02.008

体液性排斥反应　humoral rejection　01.026

*体质量指数　body mass index, BMI　15.040

体重指数　body mass index, BMI　15.040

调节性 T 细胞　regulatory T cell, Tr cell　02.013

*同基因移植　syngenic transplantation　01.009

同时开放　simultaneous opening　10.150

同位素肾图　radioisotope renography　07.061

同系供器官　syngenic donated organ　03.022

同系移植　isotransplantation　01.009

同种移植　allotransplantation, homotransplantation　01.010

* 同种异基因移植　allogenic transplantation　01.010

同种异体肺移植　allogeneic lung transplantation　15.009

同种异体供器官　allogeneic donated organ　03.023

同种异体胰岛移植　allogeneic islet transplantation　12.041

同种异体主要组织相容性抗原-肽复合体　allogeneic MHC-peptide complex　02.083

同种［异型］抗原　allotypic antigen, alloantigen　02.035

同种自体胰岛移植　autologous islet transplantation　12.040

透壁性动脉炎　transmural arteritis　09.018

透析模式　dialysis modality　11.049

W

外周性耐受　peripheral tolerance　02.029

挽救性肝移植　salvage liver transplantation, SLT　10.179

望远镜式吻合　telescope anastomosis　15.026

* 威尔逊病　Wilson disease　10.076

威斯康星［大学］液　University of Wisconsin solution　04.033

微量蛋白尿　microalbuminuria　11.012

微量淋巴细胞毒试验　microlymphocyte cytotoxicity test　02.094

微囊　microcapsule　12.048

微囊化技术　microencapsulation　12.049

微囊化胰岛移植　microencapsulated islet transplantation　12.050

微嵌合状态　microchimerism　02.067

微绒毛包含病　microvillous inclusion disease　13.030

微栓子　microemboli　14.028

微卫星不稳定性　microsatellite instability　10.171

围手术期　perioperative period　05.001

围手术期低温　perioperative hypothermia　08.021

围手术期乙肝防治　prophylaxis and treatment of HBV during perioperative period　05.005

维持治疗　maintenance therapy　06.002

伪影　artifact　07.021

胃食管反流病　gastroesophageal reflux disease, GERD　15.056

* 污浊盲袢综合征　blind loop syndrome　13.043

无肝期　anhepatic phase　10.152

戊型肝炎　hepatitis E　10.105

X

西罗莫司诱导性炎症反应综合征　sirolimus-induced inflammatory syndrome　11.139

吸收不良综合征　malabsorption syndrome　13.042

* 系膜毛细血管性肾小球肾炎　mesangial capillary glomerulonephritis, MCGN　11.036

系膜增生性肾小球肾炎　mesangial proliferative glomerulonephritis, MSPGN　11.035

系统性红斑狼疮　systemic lupus erythematosus, SLE　11.041

系统性炎症反应综合征　systemic inflammatory response syndrome　14.030

T 细胞导向免疫抑制剂　immunosuppressant of T cell target　06.008

细胞毒性 T 细胞　cytotoxic T cell, Tc cell　02.016

细胞免疫　cellular immunity　02.007

B 细胞受体　B cell receptor, BCR　02.069

T 细胞受体　T cell receptor, TCR　02.068

细胞酸中毒　cellular acidosis　04.039

细胞性排斥反应　cellular rejection　01.025

细胞移植　cell transplantation　01.007

细菌定植　bacterial colonization　05.007

细菌易位　bacterial translocation　13.053

先天性肠闭锁与狭窄　congenital intestinal atresia and stenosis　13.037

先天性簇绒肠病　congenital tufting enteropathy　13.031

先天性胆道闭锁　congenital biliary atresia　10.106

先天性短肠综合征　congenital short bowel syndrome　13.026

* 先天性非梗阻性非溶血性黄疸　Crigler-Najjar syndrome　10.067

先天性肝内胆管发育不良征　Alagille syndrome

10.123

*先天性肝内胆管囊状扩张症 congenital cystic dilatation of intrahepatic duct 10.066

先天性肝纤维化 congenital hepatic fibrosis 10.107

*先天性微绒毛萎缩 congenital microvillus atrophy 13.030

纤维素样坏死 fibrinoid necrosis 09.029

限制型心肌病 restrictive cardiomyopathy 14.040

腺泡中央型肺气肿 centriacinar emphysema 09.025

小肠移植 small intestine transplantation 13.001

小肠移植的门静脉回流 porta vein drainage in small intestine transplantation 13.016

小肝综合征 small for size syndrome 10.041

*小叶中央性坏死 central perivenulitis, CP 09.002

*小叶中央性排斥 central perivenulitis, CP 09.002

*小叶中央性缺血性坏死 central perivenulitis, CP 09.002

*小叶中央性炎 central perivenulitis, CP 09.002

*协同刺激 costimulation 02.073

*协同刺激信号 costimulatory signal 02.075

心肺联合移植 combined heart and lung transplantation 16.011

心肺运动试验 cardiopulmonary exercise test, CPET 14.048

*心肺转流 extracorporeal circulation 14.010

心理评估 psychological assessment 04.006

心内膜心肌活检 endomyocardial biopsy, EMB 14.035

心排血量 cardiac output 08.012

心肾联合移植 combined heart and renal transplantation 16.012

心室辅助装置 ventricular assist device, VAD 14.043

心脏死亡供肺 donated lung from cardiac death donor 15.014

心脏死亡供器官 donated organ from cardiac death donor 03.030

心脏死亡供者 donor of cardiac death, DCD 03.011

心脏停搏液 cardioplegia solution 14.027

心脏移植 heart transplantation 14.001

心脏移植后高血压 hypertension after heart transplantation 14.058

心脏移植后肾功能不全 renal insufficiency after heart transplantation 14.057

心脏移植后糖尿病 diabetes mellitus after heart transplantation 14.060

行为能力 capacity 04.002

Ⅰ型肝门静脉变异 hepatic vein variation type Ⅰ 10.143

Ⅱ型肝门静脉变异 hepatic vein variation type Ⅱ 10.144

Ⅲ型肝门静脉变异 hepatic vein variation type Ⅲ 10.145

Ⅳ型肝门静脉变异 hepatic vein variation type Ⅳ 10.146

1 型糖尿病 diabetes mellitus type 1 12.013

2 型糖尿病 diabetes mellitus type 2 12.014

序贯式双肺移植 sequential bilateral lung transplantation 15.004

序贯小肠移植 sequential small intestine transplantation 13.012

序贯治疗 sequential therapy 06.003

选择性肝动脉造影 selective hepatic arteriography 07.050

选择性冠状动脉造影 selective coronary arteriography 07.060

选择性消化道去污 selective digestive decontamination 13.058

血管成像 angiography 07.041

CT 血管成像 computed tomography angiography, CTA 07.042

血管吻合口狭窄 vascular anastomotic stenosis 15.055

血尿 hematuria 11.014

血栓微血管病 thrombotic microangiopathy, TMA 09.014

血栓性血小板减少性紫癜 thrombotic thrombocytopenic purpura 11.109

血吸虫肝硬化 schistosoma cirrhosis 10.110

ABO 血型不相容供肝 ABO-incompatible donated liver 10.058

ABO 血型不相容肾移植 ABO-incompatible renal transplantation 11.025

血型抗原 blood group antigen 02.037

血液净化 blood purification 11.050

血液透析 hemodialysis, HD 11.051

血友病 hemophilia 10.111

循环隔离 circulation isolation 08.023

亚低温机械灌注　subnormothermic machine perfusion, SNMP　04.022

亚急性肝衰竭　subacute liver failure　10.090

延迟性移植物功能障碍　delayed graft dysfunction　04.040

延迟性异种移植排斥　delayed xenograft rejection　02.098

* 延伸供者　extended donor　03.015

阳性对比剂　positive contrast medium　07.038

药代动力学　pharmacokinetics　08.002

药物性肝炎　drug-induced liver disease　10.122

药物性脑损害　drug-induced brain injury　11.111

药物性肾损害　drug-induced renal injury　11.103

药效动力学　pharmacodynamics　08.003

* 液体复苏　fluid resuscitation　14.033

一期小肠移植　one-stage small intestine transplantation　13.006

胰岛纯化　islet purification　12.045

胰岛当量　islet equivalent quantity, IEQ　12.046

胰岛分离　islet isolation　12.044

胰岛素抵抗　insulin resistance　12.023

胰岛素抗体　insulin antibody　12.021

胰岛细胞抗体　islet cell antibody, ICA　12.020

胰岛移植　islet transplantation　12.039

胰肾联合移植　simultaneous pancreas and kidney transplantation, SPK transplantation　12.004

胰腺移植　pancreas transplantation　12.001

胰腺移植的门静脉回流　portal vein drainage in pancreas transplantation　12.011

胰腺移植受者评估　evaluation of candidate for pancreas transplantation　12.017

胰腺移植术后代谢性酸中毒　metabolic acidosis after pancreas transplantation　12.038

胰腺移植术后动静脉瘘　arteriovenous fistula after pancreas transplantation　12.031

胰腺移植术后腹腔内出血　intraperitoneal hemorrhage after pancreas transplantation　12.036

胰腺移植术后假性动脉瘤　pseudoaneurysm after pancreas transplantation　12.032

胰腺移植术后血管血栓形成　pancreatic vascular thrombosis after pancreas transplantation　12.030

胰腺移植术后血尿　hematuria after pancreas transplantation　12.037

胰腺移植术后胰瘘　pancreatic fistula after pancreas transplantation　12.034

胰腺移植术后胰漏　pancreatic leakage after pancreas transplantation　12.033

胰腺移植术后胰腺假性囊肿　pancreatic pseudocyst after pancreas transplantation　12.035

胰腺移植术后胰腺炎　pancreatitis after pancreas transplantation　12.027

［胰液］肠内引流　intestinal drainage　12.010

［胰液］膀胱引流　bladder drainage　12.009

移植　transplantation　01.001

移植肝失功　liver graft dysfunction　10.112

移植后浆细胞性肝炎　post-transplant plasma cell hepatitis　09.004

移植后淋巴增殖性疾病　post transplant lymphoproliferative disorder, PTLD　02.099

移植后特发性肝炎　idiopathic post-transplantation hepatitis　09.005

移植后新生自身免疫性肝炎　post-transplantation de novo autoimmune hepatitis　09.006

移植后血管并发症　vascular complications after transplantation　05.008

* 移植后远端肢体骨髓水肿综合征　calcineurin inhibitor-induced pain syndrome　11.132

移植抗原　transplantation antigen　02.039

移植免疫　transplantation immunity　02.005

移植排斥　transplantation rejection　02.096

移植肾不耐受综合征　renal graft intolerance syndrome　11.142

移植肾动静脉内瘘　renal graft arteriovenous fistula　11.124

移植肾动脉狭窄　renal graft artery stenosis　11.065

移植肾动脉血栓形成　artery thrombogenesis of renal graft　11.063

移植肾功能延迟　delayed renal graft function　09.010

移植肾活检　renal graft biopsy　09.011

移植肾积水　renal graft hydronephrosis　11.074

移植肾结石　renal graft calculus　11.073

移植肾筋膜室综合征　renal graft compartment syndrome　11.129

移植肾静脉血栓形成　vein thrombogenesis of renal graft　11.064

移植肾破裂　renal graft rupture　11.066

移植肾切除术　nephrectomy of renal graft　11.060

移植肾乳头坏死　renal graft papillary necrosis　11.146

移植肾肾盂肾炎　renal graft pyelonephritis　11.093

移植肾输尿管腹股沟疝　inguinal herniation of renal graft ureter　11.127

移植肾输尿管结石　renal graft ureteral calculus　11.072

移植肾输尿管膀胱吻合［术］　ureteroneocystostomy of renal graft　11.056

移植肾探查术　exploration of renal graft　11.058

移植肾修补术　neoplasty of renal graft　11.059

移植肾血管病　renal graft vasculopathy　11.123

移植肾血管破裂　rupture of renal graft blood vessel　11.062

移植肾血管吻合［术］　vascular anastomosis of renal graft　11.055

移植肾远端输尿管坏死　distal ureter necrosis of renal graft　11.068

移植物　graft　01.017

移植物抗宿主病　graft versus-host disease, GVHD　02.084

移植物抗宿主反应　graft versus-host reaction, GVHR　01.024

移植物肾小球病　graft glomerulopathy　09.022

移植物失功　graft dysfunction　01.034

移植物受者体重比率　graft recipient weight ratio, GRWR　10.043

移植物血管硬化　graft arteriosclerosis　09.033

移植物再用供肝　reused liver donated liver　10.064

移植物再用供器官　reused donated organ　03.038

移植物再用供肾　reused kidney graft　11.026

移植物再用供心　reused heart graft　14.008

移植物再用供者　graft reused donor　03.017

移植小肠血管保存　small intestine graft vascular preservation　13.013

移植心脏［冠状动脉］血管病变　cardiac graft vasculopathy　14.056

移植胰腺功能延迟恢复　delayed pancreatic graft function, DPGF　12.029

＊遗传性肠息肉综合征　Gardner syndrome　13.040

遗传性血色病　hereditary hemochromatosis　10.109

乙肝病毒携带者供肝　hepatitis B virus carrier donated liver　10.059

异体小肠移植　heterologous small intestine transplantation　13.011

异位辅助性肝移植　heterotopic auxiliary liver transplantation　10.047

异位小肠移植　heterotopic small intestine transplantation　13.008

异位心脏移植　heterotopic heart transplantation　14.006

异位移植　heterotopic transplantation　01.013

异种肺移植　xenogeneic lung transplantation　15.008

异种供器官　xenogeneic donated organ　03.034

异种供者　xenogeneic donor, xenograft donor　03.018

异种抗原　xenogeneic antigen, xenoantigen　02.036

异种胰岛移植　islet xenotransplantation　12.042

异种移植　xenotransplantation　01.011

阴性对比剂　negative contrast medium　07.039

隐源性肝硬化　cryptogenic cirrhosis　10.113

英夫利昔单抗　infliximab　06.015

荧光单克隆抗体分型技术　fluorescent monoclonal antibody typing technique　02.062

＊荧光激活细胞分选法　fluorescence-activated cell sorting, FACS　02.095

营养衰竭　nutrition failure　13.021

影像存储与传输系统　picture archiving and communicating system, PACS　07.018

永久肠造口术　permanent enterostomy　13.019

右半肝带肝中静脉供肝活体肝移植　right lobe with middle hepatic vein living liver transplantation　10.018

右半肝供肝活体肝移植　right lobe living liver transplantation　10.017

右半肝血管架桥供肝活体肝移植　right lobe with middle vascular bridging living liver transplantation　10.019

右后叶供肝活体肝移植　right posterior lobe living liver transplantation　10.023

右心导管检查　right heart catheterization　14.052

右心衰竭　right heart failure　14.054

诱导耐受　induce tolerance　02.027

诱导性共刺激分子　inducible costimulator, ICOS　02.074

诱饵细胞　decoy cell　11.085

淤积综合征　stasis syndrome　13.043

预充　prime　14.020

预充液 prime solution 14.021
预防性镇痛 preventive analgesia 08.025
预后 prognosis 04.010
预致敏 presensitization 02.092
原卟啉症 protoporphyria 10.114
原发性胆汁性肝硬化 primary biliary cirrhosis 10.115
原发性胆汁性肝硬化复发 primary biliary cirrhosis recurrence 10.177
* 原发性肺动脉高压 idiopathic pulmonary arterial hypertension, IPAH 15.037
原发性高草酸尿症 primary hyperoxaluria, PH 11.046
原发性移植肺失功 primary lung graft dysfunction, PLGD 15.047
原发性移植肝无功能 primary liver graft nonfunction 10.200
原发性移植物功能不全 primary graft dysfunction, PGD 04.041
原发性移植物无功能 primary graft non-function, PNF 01.037
原发性移植胰腺无功能 primary pancreas graft nonfunction 12.028
原发性硬化性胆管炎 primary sclerotic cholangitis 10.116
原发性硬化性胆管炎复发 primary sclerotic cholangitis recurrence 10.178
原位辅助性肝移植 orthotopic auxiliary liver transplantation 10.046
原位供肝分离技术 *in situ* split technique 10.157
原位肾相关性高血压 original kidney associated hypertension 11.099
原位小肠移植 orthotopic small intestine transplantation 13.009
原位心脏移植 orthotopic heart transplantation 14.002
原位移植 orthotopic transplantation 01.012
远期并发症 long-term complication 04.015
远期预后 long-term prognosis 04.012
运动能力 exercise capacity 15.043

Z

再次移植 retransplantation 01.015
再灌注后综合征 post reperfusion syndrome 08.024
暂时肠造口术 temporary enterostomy 13.018
早期拔管 early extubation of the trachea 08.009
早期肝移植物功能不良 poor early liver graft function 10.203
* 造影剂 contrast medium 07.037
造影检查 contrast examination 07.040
增宽因素 growth factor 10.136
真菌性动脉瘤 mycotic aneurysms 11.091
真空辅助静脉引流 vacuum assisted venous drainage 14.029
整块肝肠联合移植 non-composite combined liver-intestine transplantation 16.009
整块双肺移植 en-bloc double-lung transplantation 15.003
整块双肾移植 en-bloc double renal transplantation 11.027
整块移植 en-bloc transplantation 16.002
整块移植物 en-bloc graft 16.001
* 支架移植 unliving tissue transplantation 01.006
支气管端端连续吻合 bronchus end-to-end anasto-mosis 15.025
支气管肺泡灌洗 bronchoalveolar lavage, BAL 11.090
支气管扩张症 bronchiectasis 15.031
支气管瘘 bronchial fistula 15.053
支气管吻合口裂开 bronchial anastomotic dehiscence 15.054
支气管吻合口曲霉菌感染 aspergillosis of bronchial anastomosis 15.050
支气管吻合口狭窄 bronchial anastomotic stenosis 15.051
* 知情承诺 informed consent 04.001
知情同意 informed consent 04.001
* 知情许诺 informed consent 04.001
脂肪变性供肝 steatosis donated liver 10.061
CT 值 CT number 07.015
植入型心律转复除颤器 implantable cardioversion defibrillation pacemaker 14.053
BODE 指数 BODE index 15.039
致死性肝内胆汁淤积综合征 fatal intrahepatic cholestasis syndrome 10.124
中度低温 moderate hypothermia 14.012
中枢性耐受 central tolerance 02.028

* 中央静脉炎　central perivenulitis, CP　09.002

中央静脉周围炎　central perivenulitis, CP　09.002

中央静脉周围炎型急性排斥反应　central perivenulitis acute rejection, CPAR　09.008

终末期肝病　end-stage liver disease　10.117

终末期肝病模型　model for end-stage liver disease, MELD　05.002

终末期肾病　end-stage renal disease, ESRD　11.030

终末期心力衰竭　end-stage heart failure　14.036

* 终末期心衰　end-stage heart failure　14.036

主动脉内球囊反搏　intra-aortic balloon pump, IABP　14.042

主动脉阻断　aortic cross clamp　14.023

主动脉阻断时间　aortic cross clamp time　14.024

主要组织相容性复合体　major histocompatibility complex, MHC　02.046

* 转流时间　bypass time　14.025

自身免疫性肝病　autoimmune liver disease　10.118

自身耐受　self-tolerance　02.030

自体肝移植　liver autotransplantation　10.053

自体供器官　autologous donated organ　03.021

自体小肠移植　autologous small intestine transplantation　13.010

自体血逆预充技术　retrograde autologous priming　14.022

自体移植　autologous transplantation, autogenic transplantation, autotransplant　01.008

HELLP 综合征　hemolysis, elevated liver function and low platelet count syndrome　10.068

总缺血时间　total ischemic time　01.031

纵向弛豫　transversal relaxation　07.027

纵向弛豫时间　transversal relaxation time　07.030

组织配型　tissue matching　01.033

组织相容性　histocompatibility　02.043

组织相容性屏障　histocompatibility barrier　02.044

组织相容性试验　histocompatibility testing　02.045

组织移植　tissue transplantation　01.004

最大耗氧量　maximal oxygen consumption　14.049

最低肺泡有效浓度　minimal alveolar concentration　08.007

左半肝供肝活体肝移植　left lobe living liver transplantation　10.016

左外叶供肝活体肝移植　left lateral lobe living liver transplantation　10.020

左心衰竭　left heart failure　14.055

（R-8829.31）

ISBN 978-7-03-066088-6

9 787030 660886 >

定　价：78.00 元